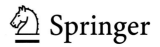
Springer

王月香　译

Ultrasonography of the Upper Extremity **Elbow**

上肢超声检查
肘关节

（意）费迪南多·德拉吉
（Ferdinando Draghi）　　著

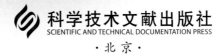

科学技术文献出版社
SCIENTIFIC AND TECHNICAL DOCUMENTATION PRESS
·北京·

图书在版编目（CIP）数据

上肢超声检查：肘关节 /（意）费迪南多·德拉吉（Ferdinando Draghi）著；王月香译. —北京：科学技术文献出版社，2021.11
书名原文：Ultrasonography of the Upper Extremity：Elbow
ISBN 978-7-5189-8464-0

Ⅰ.①上… Ⅱ.①费… ②王… Ⅲ.①肘关节—关节损伤—超声波诊断
Ⅳ.①R684.03

中国版本图书馆CIP数据核字（2021）第204128号

著作权合同登记号 图字：01-2021-5433

上肢超声检查：肘关节

策划编辑：刘常旭　　责任编辑：吕海茹　陶文娟　　责任校对：文　浩　　责任出版：张志平

出　版　者	科学技术文献出版社	
地　　　址	北京市复兴路15号　邮编 100038	
编　务　部	（010）58882938，58882087（传真）	
发　行　部	（010）58882868，58882870（传真）	
邮　购　部	（010）58882873	
官 方 网 址	www.stdp.com.cn	
发　行　者	科学技术文献出版社发行　全国各地新华书店经销	
印　刷　者	北京地大彩印有限公司	
版　　　次	2021 年 11 月第 1 版　2021 年 11 月第 1 次印刷	
开　　　本	787×1092　1/16	
字　　　数	112千	
印　　　张	5.75	
书　　　号	ISBN 978-7-5189-8464-0	
定　　　价	56.00元	

译者简介

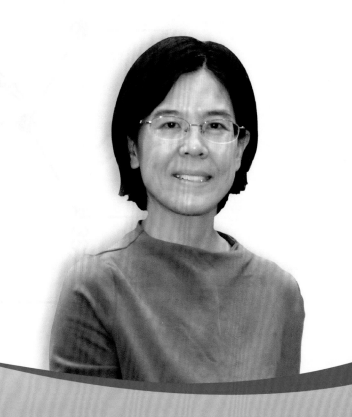

王月香

医学博士，解放军总医院第一
医学中心超声诊断科主任医师

专业特长

四肢肌骨超声检查和相关介入治疗。

学术任职

现任中国医师协会超声医师分会肌骨超声专业委员会副主任委员，中国老
年医学学会超声医学分会副会长。

学术成果

完成国家自然科学基金课题 3 项。以第一作者发表论文 30 余篇，其中
SCI 收录 20 余篇。主编专著 6 部：《四肢肌骨超声入门图解（第 1 版）》《四
肢肌骨超声入门图解（第 2 版）》《肌骨超声诊断（第 1 版）》《肌骨超声诊
断（第 2 版）》《超声掌中宝·肌骨超声诊断》《肌骨超声介入治疗图解》；
主译专著 4 部：《髋关节超声检查：婴儿发育性髋脱位的诊断与治疗（第 2 版）》
《肌骨超声必读（第 2 版）》《肌骨超声必读（第 3 版）》《手部风湿病超声
检查》；参编《中国肌骨超声检查指南》、国家卫生健康委"十三五"规划教
材《肌骨超声诊断学》《超声医学专科能力建设专用初级教材·肌骨分册》等
多部教材。

前言

　　这本《上肢超声检查：肘关节》是上一本书《上肢超声检查：手腕部》的延续。写这本书的原因主要是超声技术的快速发展使得超声检查在肌骨系统病变的诊断上取得了非常大的进展，特别是在某些领域如肘关节，科学的进步也促使那些从事骨关节超声检查的医师要迅速增加知识。因此，我想尽最大努力写出一本不仅适合初学者，同时也适合那些在肌骨超声检查领域已有一定经验的医师学习的论著，并尽量使肘关节超声检查这一较为复杂的内容较容易被大家理解。

　　本书包括2部分，每部分包含4个章节。第一部分为总论（包括肘关节的简介、解剖、检查方法、超声表现与病变）；第二部分对肘关节不同部位的超声检查进行了阐述（肘前部：肱二头肌及其远侧肌腱、肱肌及其肌腱、肱桡滑囊与骨间滑囊、正中神经、桡神经和冠突窝；肘外侧：伸肌总腱、肘外侧副韧带；肘内侧：屈肌总腱、肘内侧副韧带和尺神经；肘后部：肱三头肌及其肌腱、尺骨鹰嘴滑囊和关节滑膜隐窝）。

　　第一部分主要针对肌骨超声的初学者，内容包括解剖结构示意图、超声图像、相对应的MRI表现（MRI为全景式成像，因此较容易理解）及探头体表位置图以说明超声图像所对应的解剖位置。第四章（肘部病变）阐述了肌腱、肌肉、神经、滑膜与骨的病变，强调了超声检查与其他影像学手段（特别是传统X线检查和MRI）相比的优势与不足。

　　第二部分内容是针对从事骨关节超声的医师，此部分阐述了肘关节不同部位的各种不同病变及相关的一些特殊内容，如应用超声评估肌腱、神经病变的治疗效果。

　　对于这本专著，我非常注重内容的实用性并希望已达到了目的，希望读者阅读后能有所收获。

　　享受阅读。

费迪南多·德拉吉

意大利·帕维亚

译者前言

  非常荣幸能有这个机会将 Ferdinando Draghi 教授的这两本肌骨超声专著翻译出来并奉献给大家。Draghi 教授是意大利著名的肌骨超声专家，在肌骨病变的超声诊断上具有丰富的临床经验，并在国际杂志上发表了 100 余篇专业论文。旨在为从事肌骨超声检查的医师提供一本实用的教材，Draghi 教授总结自己多年的临床经验，并查阅大量相关医学文献，结合最新的研究结果，倾全力编著了这两本肌骨超声专著，笔者阅读后受益匪浅，因此，也希望能尽自己的微薄之力，将这两本书翻译出来，供大家一起学习和提高。

  尽管肌骨超声在国内已经有了初步的发展，但肌骨超声在全国各地的普及还远远不够，且在各地的开展水平也存在显著差异。近年来，全民健身运动的兴起及其带来的相关运动损伤也对肌骨超声的普及提出了迫切的要求。而做好超声检查，不仅需要经验的积累，更需要好书的指导，Draghi 教授的这两本书就是不可多得的肌骨超声学习教材。在《上肢超声检查：肘关节》这本书中，Draghi 教授针对初学者介绍了肘关节不同部位的解剖结构示意图、声像图、相对应的 MRI 表现；病变的声像图、对应的 MRI 表现。在《下肢超声检查：运动损伤》这本书中，Draghi 教授对常见运动损伤的发病原因、临床表现、超声及其他影像学表现都做了详尽的阐述，还针对已有一定经验的医师深入阐述了一些特殊病变的超声表现及超声在评估治疗效果方面的应用价值。

  正如 Draghi 教授所言，这两本书非常注重内容的实用性，相信大家阅读后一定会有很大的收获。

  在翻译过程中，笔者力求对书中原文进行准确的诠释，但水平有限，翻译中难免存在缺陷和瑕疵，敬请大家批评指正，将不胜感激！

解放军总医院第一医学中心超声诊断科

王月香

目录

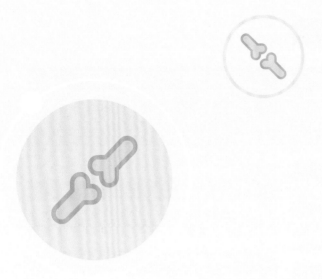

第一章　简介

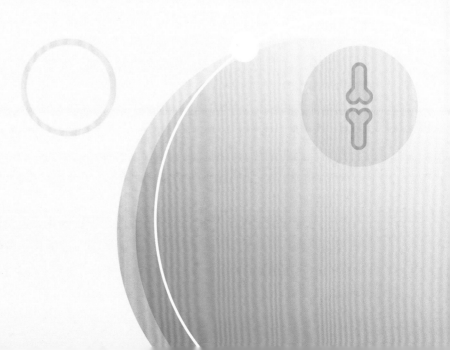

内容提要

　　肘关节包括 3 个不同的关节：肱桡关节（由桡骨头与肱骨小头构成）（图 1.1a，图 1.1b）、肱尺关节（由肱骨滑车与尺骨滑车切迹构成）（图 1.1c，图 1.1d）、近侧桡尺关节（图 1.1e，图 1.1f）。这些关节一起构成了滑车关节，运动范围为：伸 0°，屈 140°，旋前和旋后均约 80°。

　　这 3 个关节有一个共同的关节囊及一个共同的关节腔。关节腔主要有 2 个隐窝：前隐窝与后隐窝，亦被称为冠突窝和鹰嘴窝（图 1.2）。肘关节屈曲时，关节腔内积液位于后隐窝，仅当积液量较大时，积液可位于前隐窝。当关节腔内存在 1～3 mL 积液时，屈肘位对肘后部关节隐窝内行超声检查即可显示。

　　肘部有 3 个脂肪垫，位于关节囊与滑膜之间，因此，脂肪垫为关节囊内、滑膜外的结构（图 1.3）[1]。

　　肘前部脂肪垫由 2 个前部的脂肪垫构成，肘部伸直时，这些脂肪垫分别位于桡窝和冠突窝，其深方紧邻骨质，浅侧被肱肌覆盖。在肘部屈曲时，该脂肪垫则具有较大的移动性。

　　肘后部脂肪垫在肘部伸直时具有较大的移动性，而在肘部屈曲时，则位于鹰嘴窝内，被浅侧的肱三头肌肌腱压在深方的骨质上。关节腔扩张时可上抬脂肪垫（图 1.4），形成"脂肪垫征"。

　　肘关节囊包绕肘部 3 个关节。关节囊前部在近侧止于冠突窝和桡窝上方，远侧止于冠突的前缘，外侧止于环状韧带。关节囊后部在近侧止于鹰嘴窝上方，远侧止于环状韧带与尺骨鹰嘴（图 1.5）。

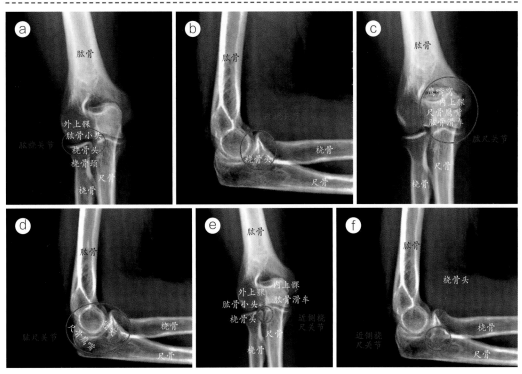

a、b. 肱桡关节；c、d. 肱尺关节 e、f. 近侧桡尺关节

图 1.1　肘关节 X 线示意

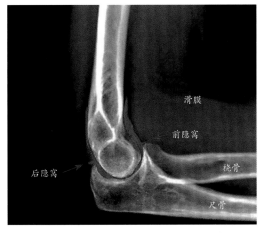

肘部 3 个关节有一个共同的滑膜，2 个关节隐窝

图 1.2　肘部滑膜 X 线示意

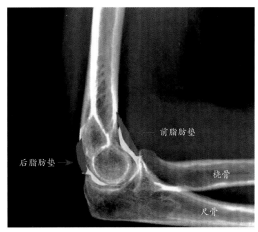

在关节囊与滑膜之间有 3 个脂肪垫，2 个位于前部，一个位于后部。脂肪垫的功能是使肘关节活动更顺畅

图 1.3　肘部脂肪垫 X 线示意

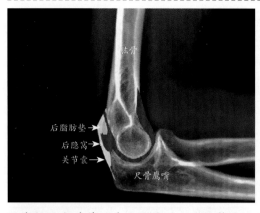

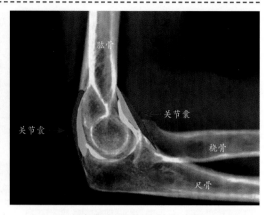

X线显示当关节腔出现积液时，脂肪垫向上移位，特别是肘后脂肪垫

关节囊包被滑膜和脂肪垫

图 1.4　肘关节腔积液致脂肪垫移位　　　**图 1.5　肘关节囊 X 线示意**

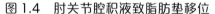

　　肘内侧副韧带复合体与肘外侧副韧带复合体为肘关节主要的固定装置（表 1.1）[2]。

表 1.1　肘部静态与动态稳定结构

	骨关节解剖
静态稳定结构（肘部被动稳定结构）	肘内侧与肘外侧副韧带复合体
	关节囊
动态稳定结构（肘部主动稳定结构）	肌肉

　　肘内侧副韧带复合体包括 3 束：前束、后束和横束（图 1.6a）。前束为最重要的结构，为肘部抗外翻的主要稳定结构。其起自肱骨内上髁的前 – 下部，止于尺骨冠突的高耸结节。前束在肘部伸直位时紧张，屈曲位时松弛。

　　后束起自肱骨内上髁的后 – 远侧部，止于尺骨鹰嘴内侧。

　　后束在肘关节中间体位时紧张，肘部伸直位时放松。

　　横束起自尺骨鹰嘴尖部，止于尺骨冠突。横束对稳定肘关节的作用较小，因其起点与止点均在尺骨上。

　　肘外侧副韧带复合体包括 3 个部分：桡侧副韧带、外侧尺副韧带和环状韧带（图 1.6b）。也有人认为还有一个副桡侧副韧带。

　　桡侧副韧带（固有韧带）起自肱骨外上髁的下部，止于环状韧带。外侧尺副韧带的起点位置偏后，止于尺骨的旋后肌嵴。外侧尺副韧带为对抗肘内翻应力的主要稳定结构。环状韧带环绕桡骨头，止于尺骨的桡切迹，其作用为使桡骨头与尺骨相关节。副桡侧副韧带在个体之间存在差异。

肘关节周围有4组肌肉（表1.2）：前部肌肉（图1.7a）、外侧肌肉（图1.7a）、内侧肌肉（图1.7a）和后部肌肉（图1.7b）。

肘前部屈肌包括肱肌和肱二头肌。

肘外侧肌肉（外侧肌群）包括手和腕的伸肌，以及旋后肌与肱桡肌。伸肌总腱是由桡侧腕短伸肌、指伸肌、小指伸肌和尺侧腕伸肌的肌腱组成。

肘内侧屈肌包括桡侧腕屈肌、掌长肌、尺侧腕屈肌、指浅屈肌与旋前圆肌组成。

肘后部伸肌包括肱三头肌与肘肌。

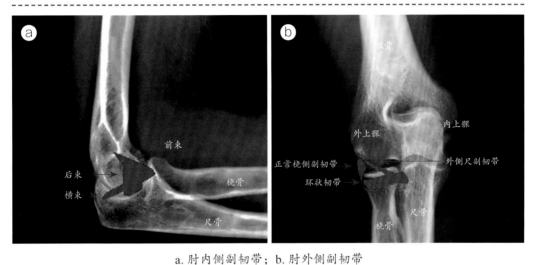

a. 肘内侧副韧带；b. 肘外侧副韧带

图1.6　肘内侧副韧带及外侧副韧带X线示意

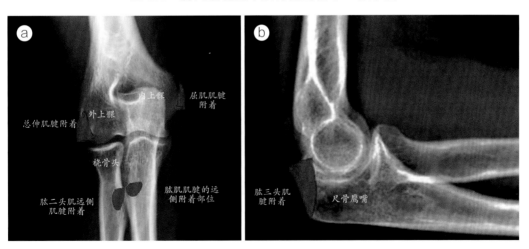

图1.7　肘关节周围肌肉X线示意

表 1.2　肘部肌肉及其功能

肌肉	功能
肱二头肌	屈肘
	前臂旋后
肱肌	屈肘
旋前圆肌	屈肘
	前臂旋前
掌长肌、桡侧腕屈肌、指浅屈肌、尺侧腕屈肌	稳定肘关节
指深屈肌	稳定肘关节
肱三头肌	伸肘
肘肌	伸肘
肱桡肌	屈肘
桡侧腕短伸肌、指伸肌、小指伸肌、尺侧腕伸肌	稳定肘关节
桡侧腕长伸肌	稳定肘关节
旋后肌	屈肘
	前臂旋后

　　肘关节有数个滑囊。滑囊为关节外的结构，其作用为减少肌腱、骨、皮肤等结构之间的相互摩擦[3]。滑囊可分为先天性滑囊和后天性滑囊。在肘部，最易出现病变的滑囊为尺骨鹰嘴滑囊和肱桡滑囊。

　　尺骨鹰嘴滑囊（图 1.8a）位于尺骨鹰嘴与皮下组织之间[4]。

　　肱桡滑囊位于肱二头肌远侧肌腱在桡骨粗隆的止点处，此滑囊为腱下滑囊，位于肱二头肌远侧肌腱止点处与其深方的桡骨之间（图 1.8b）[5]。

　　肘关节中主要的神经干包括尺神经、正中神经与桡神经，均位于浅表位置，因神经位置较浅，所以神经的创伤性病变在肘部较为常见。

　　尺神经在肱骨内上髁水平经肱骨后内侧的一个骨沟穿过肘部（图 1.9），该处被称为肘管。肘管的边界为尺骨鹰嘴与肱骨内上髁，其浅侧为肘管支持带（Osborne 韧带）。

　　正中神经位于肘前部的肘窝内，并位于肱动脉的内侧（图 1.10a）、肱二头肌腱膜的深方（图 1.10b），再向远侧，正中神经走行于旋前圆肌的两个头之间（图 1.10c）。

桡神经（图 1.10d）位于肱肌与肱桡肌之间的间隙内，再向远侧，则位于肱肌与桡侧腕伸肌之间，继而分为浅支和骨间后神经。骨间后神经位于旋后肌的浅层与深层之间。

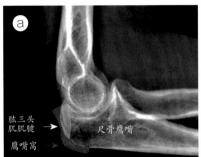

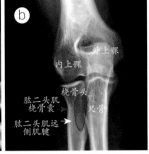

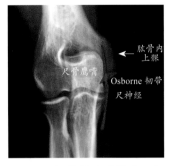

Osborne 韧带构成肘管的顶部

图 1.8　肘部滑囊 X 线示意　　图 1.9　肘部尺神经 X 线示意

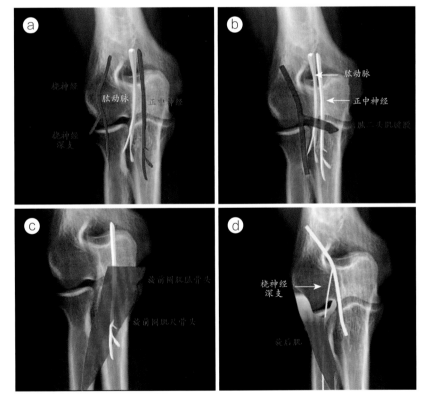

a ~ c. 正中神经；d. 桡神经

图 1.10　肘部正中神经及肘部桡神经 X 线示意

参考文献

[1] DRAGHI F，FERROZZI G，URCIUOLI L，et al. Hoffa's fat pad abnormalities， knee pain and magnetic resonance imaging in daily practice. Insights Imaging. 2016，7（3）：373-383.

[2] YOSHIDA M，GOTO H，TAKENAGA T，et al. Anterior and posterior bands of the anterior bundle in the elbow ulnar collateral ligament: ultrasound anatomy. J Shoulder Elb Surg. 2017，26（10）：1803-1809.

[3] RUANGCHAIJATUPORN T，GAETKE-UDAGER K，JACOBSON J A，et al. Ultrasound evaluation of bursae: anatomy and pathological appearances. Skelet Radiol. 2017，46（4）：445-462.

[4] REILLY D，KAMINENI S. Olecranon bursitis. J Shoulder Elb Surg. 2016，25（1）：158-167.

[5] LUI T H，SIT Y K，PAN X H. Endoscopic resection of the bicipitoradial bursa. Sports Med Arthrosc. 2016，24（1）：7-10.

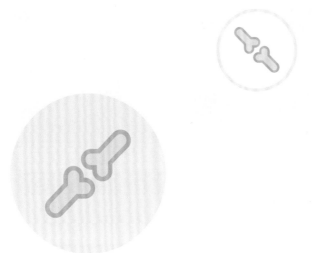

第二章　解剖

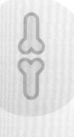

内容提要

构成关节的骨
- 肱骨
- 尺骨
- 桡骨

关节软骨

关节滑膜

关节囊

肘关节脂肪垫

侧副韧带
- 内侧副韧带
- 外侧副韧带

肘部肌肉
- 肘前部肌肉
- 肘外侧肌肉
- 肘内侧肌肉
- 肘后部肌肉

肘部滑囊
- 尺骨鹰嘴滑囊
- 肱桡滑囊

肘部神经
- 尺神经
- 正中神经
- 桡神经

简单来说，肘关节为肱骨远端与尺骨近端、桡骨近端之间的关节（图2.1，图2.2）。肱骨的关节面包括2个部分：肱骨滑车和肱骨小头，分别与尺骨、桡骨相关节（图2.1）。肱骨滑车与尺骨相关节，呈弧状，弧度300°，表面覆盖有关节软骨。桡骨头同尺骨的桡切迹和肱骨小头相关节。关节软骨覆盖局部呈凹面的桡骨头，并覆盖弧度为280°的周缘区域。尺骨近段包括尺骨鹰嘴和尺骨滑车切迹的前面（图2.2）。滑车切迹除了中心区域被脂肪组织覆盖外，其余部分被关节软骨覆盖。滑车切迹的远端为冠突。

在肱骨髁稍上方，有3个窝未被关节软骨覆盖：前面为冠突窝和桡窝，在肘关节屈曲时分别容纳尺骨冠突与桡骨头；后部为鹰嘴窝，肘关节完全伸直时容纳尺骨鹰嘴。

正常关节囊为致密的层状结构，在正常成年人中厚度可达2 mm。前关节囊在近侧止于冠突窝和桡窝的上方，远侧止于冠突的前缘，外侧止于环状韧带。后关节囊在近侧止于鹰嘴窝上方，远侧止于环状韧带和尺骨鹰嘴。

肘部有3个脂肪垫，位于关节囊与关节滑膜之间。因此，这些脂肪垫为关节囊内和滑膜外的结构（图2.1）。

肘内侧副韧带复合体和肘外侧副韧带复合体（图2.1）为肘关节主要的稳定结构。肘内侧副韧带复合体包括3束，呈一个三角形，其起点和止点位置不同：前束、后束和横束。前束起自肱骨内上髁的前-下方，止于尺骨冠突的高耸结节。后束起自肱骨

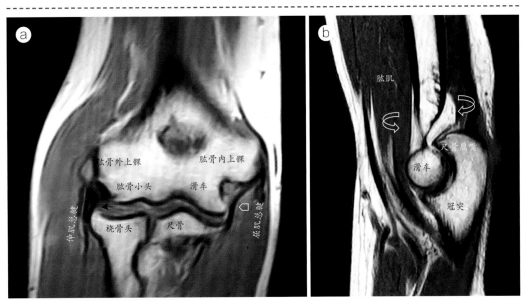

斜冠状位 MR T_1WI（图 a）和矢状位 MR T_1WI（图 b）。实箭头：桡侧副韧带，空箭头：尺侧副韧带前束，弯箭头：脂肪垫

图 2.1　肘部正常解剖

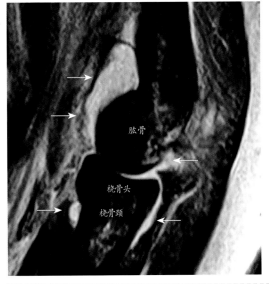

矢状位 MR 脂肪抑制 PD 成像。肘关节的滑膜腔（箭头）相互连通，向下沿桡骨颈直至环状韧带的下方

图 2.2　肘关节滑膜

内上髁的后部和远段，止于尺骨鹰嘴内侧。横束起自尺骨鹰嘴的尖部，止于冠突。肘外侧副韧带复合体包括 3 个部分：桡侧副韧带（图 2.1）、外侧尺副韧带和环状韧带。桡侧副韧带（固有韧带）起自肱骨外上髁的偏下部分，止于环状韧带。外侧尺副韧带起点位置偏后，止于尺骨的旋后肌嵴。环状韧带包绕桡骨头，止于尺骨桡切迹。副桡侧副韧带的存在不恒定。

肘部的肌肉和肌腱可分为 4 组：前部、外侧、内侧与后部（表 2.1，图 2.3）。

表 2.1　肘部的肌肉

肌肉	在肘部的附着点
肱二头肌	桡骨粗隆及经肱二头肌腱膜止于前臂深筋膜
肱肌	冠突与尺骨粗隆
旋前圆肌	桡骨外侧面
掌长肌、桡侧腕屈肌、指浅屈肌、尺侧腕屈肌	肱骨内上髁
指深屈肌	尺骨的内侧与前面、骨间膜
肱三头肌	尺骨鹰嘴与前臂筋膜
肘肌	肱骨外上髁
肱桡肌	肱骨外侧髁上嵴
桡侧腕短伸肌、指伸肌、小指伸肌、尺侧腕伸肌	肱骨外上髁
桡侧腕长伸肌	肱骨外侧髁上嵴
旋后肌	肱骨外上髁、桡侧副韧带、环状韧带、尺骨的旋后肌嵴

肘前部肌肉包括肱二头肌与肱肌。

肱二头肌位于肱肌的浅侧、肱动脉和正中神经的外侧。其肌腱呈斜行走行，并旋转 90°，止于桡骨粗隆。最近研究显示，肱二头肌远侧肌腱包括 2 个部分，包裹在一个共同的腱围组织内，其内有一个疏松的腱内分隔，这 2 个部分分别对应着肱二头肌长头与短头的肌腹。肱二头肌腱膜为一腱膜组织，起自肱二头肌肌腹 – 肌腱移行处，跨过肱动脉和正中神经，向内下止于前臂深筋膜[1]。

肱肌位于肱二头肌的深方，止于尺骨冠突的前面。止点处可以为肌肉、肌腱或二者均有。研究显示，肱肌有 2 个独立的头：浅头和深头。浅头止点位置比深头远，尽管 2 个头在止点处融合从而表现为一个连续结构。

肘外侧肌群包括腕和手的伸肌及旋后肌和肱桡肌。

肘外侧伸肌总腱包括桡侧腕短伸肌、指伸肌、小指伸肌和尺侧腕伸肌的肌腱，该肌腱起自肱骨外上髁。伸肌总腱形态扁平，通过超声很难鉴别肌腱的各个组成部分，但其中桡侧腕短伸肌肌腱位置最深，指伸肌肌腱位于肱骨外上髁前面肌腱的最浅层。

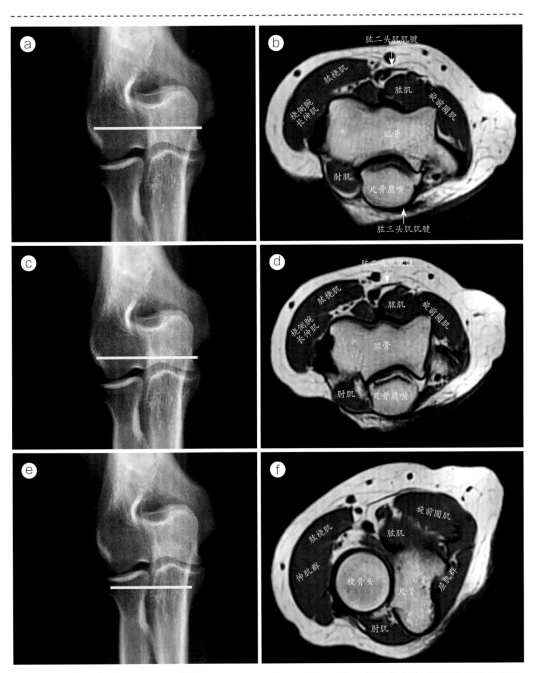

a、c、e.X 线示意图；b、d、f. 轴位 MR T_1WI。图 a、图 c、图 e 中黄色线条分别显示从近侧至远侧图像的位置。肘前部肌肉包括肱二头肌和肱肌，肘外侧肌肉包括腕和手的伸肌及旋后肌和肱桡肌，肘内侧肌肉（内侧肌群）包括旋前圆肌和腕部的屈肌，肘后部肌肉包括肱三头肌与肘肌

图 2.3　正常肘部肌肉

旋后肌起自肱骨、肘外侧副韧带和尺骨，以 2 层结构（深层与浅层）止于桡骨。旋后肌 2 层之间有一间隙，桡神经深支走行其中。旋后肌浅层的近侧缘在足月产新生儿中通常为肌性成分。而成年人中，旋后肌浅层的近侧缘由于反复的前臂旋转运动可能会形成一纤维弓，被称为 Frohse 弓。在某些病理状态下，桡神经深支可被卡压，导致神经卡压综合征，称为桡管综合征。

肘内侧的肌肉包括旋前圆肌与腕部的屈肌。

屈肌总腱附着于肱骨内上髁，为桡侧腕屈肌、指浅屈肌、掌长肌、尺侧腕屈肌的肌腱融合而成。屈肌总腱与伸肌总腱相比，较宽且短，肉眼很容易与周围组织区分。

旋前圆肌位于肘和前臂近段的前内侧，包括肱骨头和尺骨头。较大的肱骨头位置较浅，而尺骨头较小且位置较深。2 个头在远侧合成肌肉的体部，止于桡骨的外侧面。在肘部，正中神经一般走行于旋前圆肌的 2 个肌腹之间 [2]。

肘后部肌肉包括肱三头肌与肘肌。

肱三头肌肌 – 腱单元包括三个部分：长头、外侧头和内侧头，每个头的起点不同。肱三头肌远侧肌腱止于尺骨鹰嘴的后上部，MRI 显示肱三头肌远侧止点处肌腱可分为 2 部分（深层与浅层）。肱三头肌内侧头有一单独的止点，不同于联合腱（长头与外侧头）。内侧头止点位置较深，在止点处主要为肌性成分。肱三头肌的变异较为少见。

肘肌位于肱骨外上髁与尺骨鹰嘴之间。在肘部后内侧，有时存在滑车上肘肌，该肌为一副肌，位于肘管的顶部，可见于 25% 的人群。

肘部有数个滑囊 [3]，其中临床上最为重要的滑囊为尺骨鹰嘴滑囊和肱桡滑囊。尺骨鹰嘴滑囊位于尺骨鹰嘴和皮下组织之间。肱桡滑囊位于肱二头肌远侧肌腱与桡骨粗隆止点处，位于肌腱止点与其深方的桡骨之间。

在肘部，尺神经（图 2.4）、正中神经（图 2.5）和桡神经（图 2.6）位于较表浅的位置。尺神经在肱骨内上髁水平经肱骨后内侧的一个骨沟穿行肘部，其浅侧为肘管支持带（Osborne 韧带）（图 2.4）。正中神经位于肘前部的肘窝内，并位于肱动脉的内侧（图 2.5）、肱二头肌腱膜的深方，再向远侧，正中神经走行于旋前圆肌的2 个头之间 [2]。桡神经位于肱肌与肱桡肌之间的间隙内，再向远侧，则位于肱肌与桡侧腕伸肌之间，继而分为浅支和骨间后神经。骨间后神经位于旋后肌的浅层与深层之间。

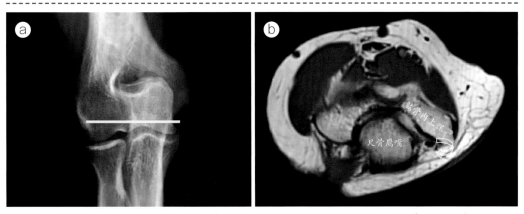

a.X 线示意图，黄色线条为图 b 中图像的位置；b. 轴位 MR T₁WI。弯箭头：尺神经

图 2.4　尺神经

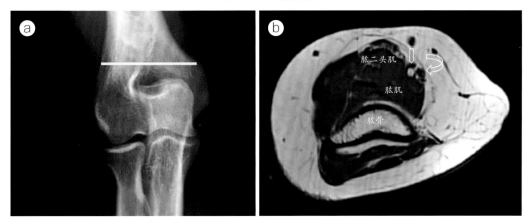

a.X 线示意图，黄色线条为图 b 中图像的位置；b. 轴位 MR T₁WI。直箭头：肱动脉，弯箭头：
正中神经

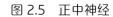

图 2.5　正中神经

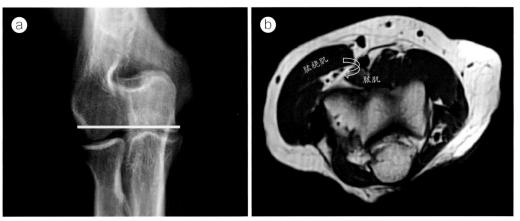

a.X 线示意图，黄色线条为图 b 中图像的位置；b. 轴位 MR T₁WI。弯箭头：桡神经

图 2.6　桡神经

参考文献

[1] KONSCHAKE M，STOFFERIN H，MORIGGL B. Ultrasound visualization of an underestimated structure: the bicipital aponeurosis. Surg Radiol Anat. 2017，39（12）：1317–1322. https://doi.org/10.1007/s00276-017-1885-0.

[2] CRETEUR V，MADANI A，SATTARI A，et al. Sonography of the pronator teres: normal and pathologic appearances. J Ultrasound Med. 2017，36（12）：2585–2597. https://doi.org/10.1002/jum.14306.

[3] RUANGCHAIJATUPORN T，GAETKE-UDAGER K，JACOBSON J A，et al. Ultrasound evaluation of bursae: anatomy and pathological appearances. Skelet Radiol. 2017，46（4）：445–462.

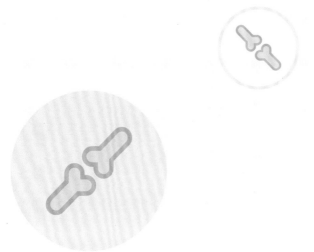

第三章 超声检查方法与超声表现

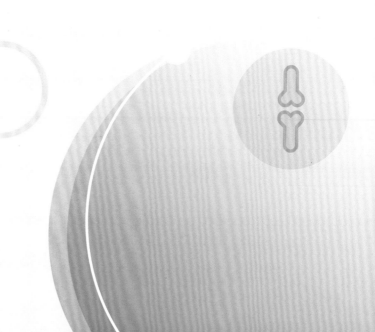

内容提要

肘前部

· 肱二头肌与其肌腱
· 肱肌与其肌腱
· 正中神经
· 关节软骨
· 关节前隐窝
· 关节前脂肪垫

肘外侧

· 伸肌总腱
· 外侧副韧带
· 桡神经
· 肱桡关节

肘后部

· 肱三头肌与其肌腱
· 肘肌与其肌腱
· 尺骨鹰嘴滑囊
· 肘后关节隐窝
· 尺神经

肘内侧

· 屈肌总腱
· 内侧副韧带
· 旋前圆肌

超声检查肘部时，患者可以采取坐位，肘部放在检查床或检查桌上。

超声检查要针对临床所提出的问题进行重点部位检查，但也可做一个全面的超声检查。全面超声检查时，可将肘部分为前部、外侧、后部和内侧（表 3.1）。

表 3.1　肘部超声检查

	伸肌总腱
	肘外侧副韧带
肘外侧	桡神经
	旋后肌
	骨间后神经
	肱二头肌远侧肌腱
	肱桡滑囊
	肱肌肌腱
肘前部	正中神经
	肱动脉
	关节隐窝
	关节前脂肪垫

续表

肘内侧	屈肌总腱
	肘内侧副韧带
	旋前圆肌
肘后部	肱三头肌肌腱远段
	鹰嘴滑囊
	尺神经
	关节隐窝
	肘后脂肪垫

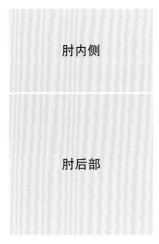

一般来说，超声检查肘前部时，上肢可伸直，旋后位放在检查桌上（图3.1）。

肘前部主要检查的结构包括肱二头肌远侧肌腹及其肌腱、远侧的肱肌及其肌腱、关节前隐窝及前脂肪垫、正中神经、桡神经、肱动脉和关节软骨。

肱二头肌位于肱肌的浅侧、肱动脉的外侧（表3.2）和正中神经的外侧。其肌腱较长，约7 cm，自外侧向内侧斜行走行，并旋转90°，止于桡骨粗隆。研究表明，肱二头肌远侧肌腱包括2个独立的肌腱，分别为肱二头肌长头和肱二头肌短头的肌腱。肱二头肌远侧肌腱的远端部分周围有腱围组织与肱桡滑囊。

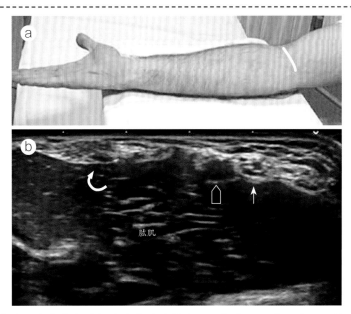

a.探头位置示意图，白色线条为探头在上肢的位置；b.超声显示肱二头肌远侧肌腱（弯箭头）位于肱肌的浅侧、肱动脉（空心箭头）和正中神经（箭头）的外侧

图3.1　肘前部检查肱二头肌远侧肌腱

表 3.2　解剖学标志结构

肘外侧	伸肌总腱——肱骨外上髁
	肘外侧副韧带——伸肌总腱
	桡神经——肱肌
	骨间后神经——旋后肌
肘前部	肱二头肌远侧肌腱——肱动脉
	肱桡滑囊——肱二头肌远侧肌腱
	肱肌肌腱——肱二头肌
	正中神经——肱动脉
	关节隐窝——肱肌和肱桡肌
	肘关节前脂肪垫——肱肌
肘内侧	屈肌总腱——肱骨内上髁
	肘内侧副韧带——屈肌总腱
	旋前圆肌——正中神经
肘后部	肱三头肌肌腱远段——尺骨鹰嘴
	尺骨鹰嘴滑囊——肱三头肌肌腱远段
	尺神经——肱骨内上髁
	关节隐窝——肱三头肌肌腱远段
	肘后脂肪垫——肱三头肌肌腱远段

　　肱二头肌远侧肌腱有多种检查方法，不同的方法相互补充，因此，可以同时使用这些方法。采用肘前部检查时，可首先在横切面上显示肌腱，自近侧向远侧连续扫查（图 3.1），继而探头旋转 90°，在纵切面上显示肌腱直至其远端止点处（图 3.2）。在纵切面上，探头远端可加压以减轻肌腱的各向异性伪像。

　　采用肘内侧检查时，肘部屈曲 90°，前臂旋后（图 3.3），探头纵切放在上臂远端的内侧。在此位置，肱动脉由于位于肱二头肌远侧肌腱的内侧，因而可以作为显示肱二头肌远侧肌腱的声窗。采用肘后部方法时（图 3.4），肘部屈曲，手背朝向屋顶，探头横切面放在前臂近段桡骨粗隆水平。在前臂旋前和旋后的动作中，可见肱二头肌远侧肌腱的止点。

　　从肱二头肌远侧肌腱的外侧，可见一腱膜结构——肱二头肌腱膜[1]，其向内侧延伸至前臂的深筋膜。该腱膜覆盖正中神经与肱动脉，具有稳定肱二头肌远侧肌腱在其

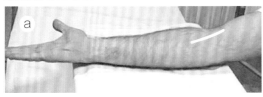
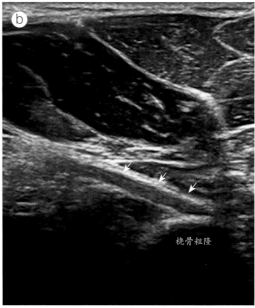

a.探头位置示意图，白色线条为探头位置；b.超
声图像。箭头：肱二头肌远侧肌腱

图 3.2　肘前部检查肱二头肌远侧肌腱

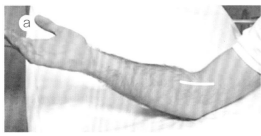
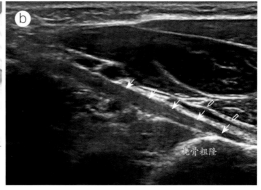

a.探头位置示意图，白色线条为探头位置；b.超
声图像。箭头：肱二头肌远侧肌腱

图 3.3　肘内侧检查肱二头肌远侧肌腱

固有位置的作用。在肘前部，通常采用横切面来检查肱二头肌腱膜。患者采取坐位，肘部放在检查床上，需要在 2 个切面上检查肱二头肌腱膜。

肱肌（图 3.5）在肘部位于肱二头肌的深方，其肌腱止于尺骨粗隆。肱肌的止点可以为肌性、腱性或肌 – 腱混合。肱肌的远侧止点包括浅头和深头。检查肱肌时，通常采取肘前部检查方法，上肢伸直、旋后位放在检查床上。可采取横切面与纵切面超声检查方法，做旋前位和旋后位动作有利于显示其 2 个独立的肌腱组成部位。

正中神经在肘部与肱动脉伴行，并位于肱肌的内侧。在肘窝，正中神经与肱动脉均位于肱二头肌远侧肌腱的内侧（图 3.1），并位于肱二头肌腱膜的深方。在此水平，正中神经位于肱动脉的内侧，继而走行于旋前圆肌的 2 个头之间。在肱骨内上髁远侧 2 ~ 5 cm 处，正中神经发出骨间前神经。超声检查正中神经时，患者取坐位，肘部放在检查桌上，短轴切面较易显示正中神经（图 3.6），呈典型的蜂窝状结构。

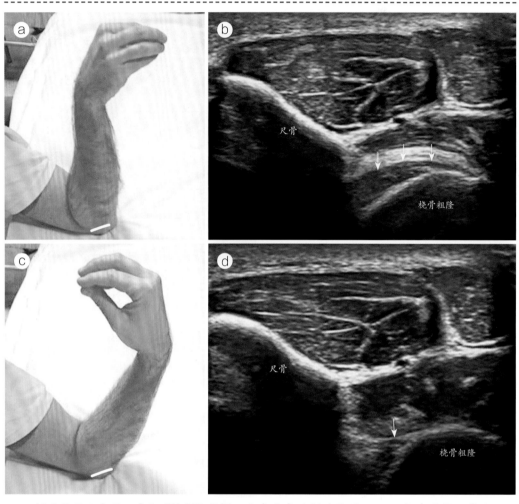

a、c.探头位置示意图，采取"螃蟹"体位，白色线条为探头位置；b、d.超声图像。箭头：肱二头肌远侧肌腱

图 3.4　肘后部检查肱二头肌远侧肌腱

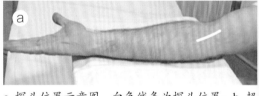

a.探头位置示意图，白色线条为探头位置；b.超声图像。检查时，上肢伸直、旋后放在检查桌上，从肘前部进行检查可首先在横切面上显示肱肌及其肌腱，自近侧向远侧连续扫查，继而探头旋转90°，纵切面显示肌腱，有时可显示其内 2 个单独的肌腱成分

图 3.5　肱肌与其肌腱检查

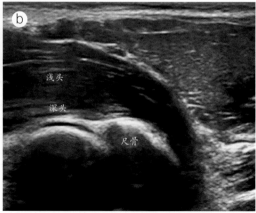

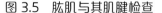

　　关节软骨的检查主要依赖于 MRI，但在肱骨远端肘前部横切面时，超声可显示肱骨小头与肱骨滑车处的骨软骨表面（图 3.7）。关节软骨表现为位于骨表面的带状低回声。

　　一般采取肘前部矢状切面（长轴）检查肱桡关节及桡窝、肱尺关节及冠突窝。肘前部脂肪垫一般位于关节隐窝的浅侧。

　　检查肘外侧时，肘部一般屈曲（图 3.8a）或采取"螃蟹"体位（肘部屈曲 90°，手掌放在检查桌上）（图 3.8b）[2]。桡骨头和肱骨外上髁可以作为骨性标志。肘外侧主要的检查结构包括伸肌总腱、外侧副韧带、桡神经和部分肱桡关节。伸肌总腱（图 3.8c）起自肱骨外上髁。它包括 4 块肌肉的肌腱：桡侧腕短伸肌、指总伸肌、小指伸肌和尺侧腕伸肌。桡侧腕短伸肌的肌腱位置最深，指伸肌肌腱位置最浅。

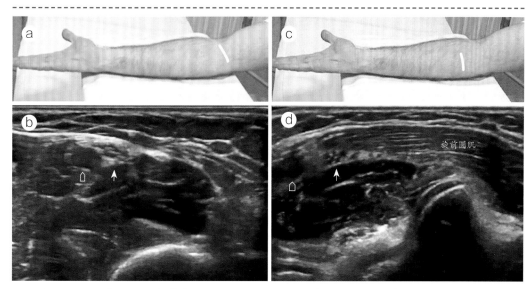

a、c.探头位置示意图，白色线条为探头位置；b、d.超声图像。空心箭头：肱动脉；箭头：正中神经

图 3.6　正中神经检查

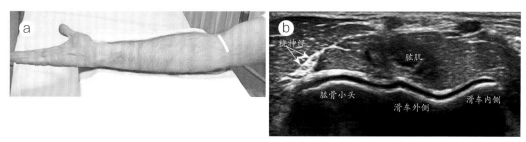

a.探头位置示意图，白色线条为探头位置；b.超声显示肱骨小头与肱骨滑车处的骨软骨表面

图 3.7　关节软骨检查

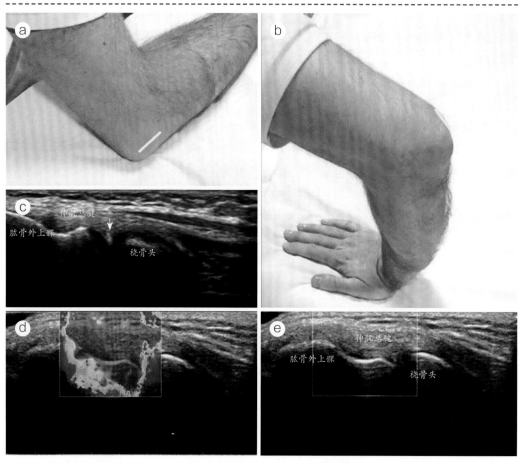

a. 肘部屈曲；b. "螃蟹"体位，黄色线条为探头位置；c. 超声图像；d、e. 超声弹性成像。伸肌总腱必须在长轴（图 c）和短轴切面上进行检查；箭头：肘外侧滑膜皱襞

图 3.8　伸肌总腱检查

超声很难识别伸肌总腱的各个肌腱组成部分。超声弹性成像显示肌腱呈红色，代表组织较硬（图 3.8d）。

　　伸肌总腱与关节囊之间为肘外侧副韧带。肘外侧副韧带复合体包括桡侧副韧带（固有韧带）（图 3.9）、外侧尺副韧带、环状韧带，有时还有一个副桡侧副韧带。目前超声检查肘外侧副韧带复合体尚无一致结论。

　　肘外侧滑膜（滑膜皱襞）为一三角形高回声结构，位于肱骨小头与桡骨头之间（图 3.8c）。

　　桡神经位于肱肌与肱桡肌之间，向远侧，桡神经分为浅支（为感觉皮神经）和骨间后神经（图 3.10）。骨间后神经进入 Frohse 弓深方，穿行于旋后肌深层与浅层之间。横切面超声可以较好地显示该神经。

　　检查肘后部时，一般采取"螃蟹"体位【关节屈曲 90°，前臂完全旋前（内旋）】，

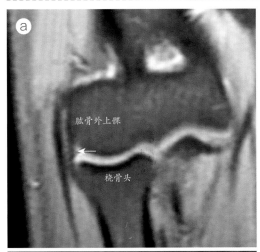

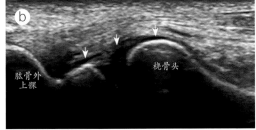

a.MRI 表现；b. 超声图像。箭头：桡侧副韧带

图 3.9　桡侧副韧带（固有韧带）检查

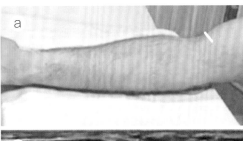

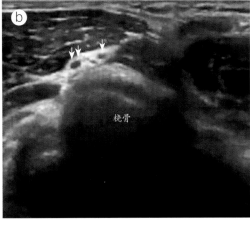

a.探头位置示意图，白色线条为探头位置；b.超声图像，在肘前部，可见桡神经分为浅支（感觉皮神经）（箭头）和骨间后神经（双箭头），短轴切面可显示这 2 个分支

图 3.10　桡神经检查

手掌放在检查桌上（图 3.11）。肘后部主要检查肱三头肌 [3，4]、肘肌 [5]、鹰嘴滑囊 [6]、鹰嘴窝、肘后关节隐窝及尺神经。

肱三头肌包括 3 个头：内侧头、外侧头和长头，该肌以一个较粗的肌腱止于尺骨鹰嘴，止点处肌腱浅层为外侧头和长头的肌腱，深层为内侧头肌腱 [3，4]。超声检查肱三头肌肌腱时可采用横切面和纵切面检查，将探头自肌肉 – 肌腱移行处移至尺骨鹰嘴。止点前的肌腱纤维有时由于各向异性伪像而呈低回声。

肘肌为一较小的肌肉，位于尺骨鹰嘴的外侧面，检查肱三头肌的时候可以同时检查该肌肉 [5]。某些人会在肱骨内上髁后面与尺骨鹰嘴内侧之间发现一副肌。检查肘管时可发现此肌肉（图 3.12）。

肘关节腔有积液时，于肱三头肌的深方可见鹰嘴窝和肘后关节隐窝。鹰嘴窝为肱骨远段的一个凹陷，其内为高回声的肘后脂肪垫。检查时，肘关节可屈曲 45°，使关节腔内的积液自前关节隐窝移至鹰嘴窝。

尺神经在肘部经过肘管，该管位于肘后内侧，为肱骨内上髁后方的一个骨沟。

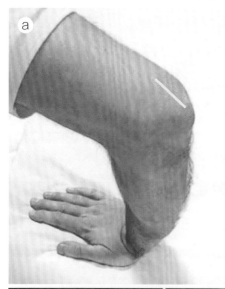

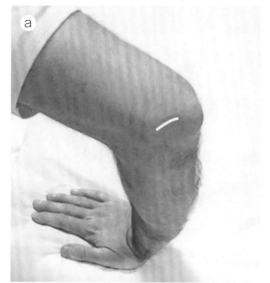

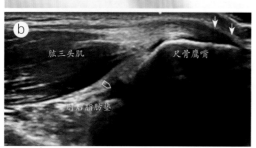

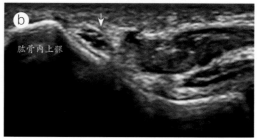

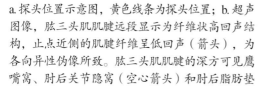

a.探头位置示意图，黄色线条为探头位置；b.超声图像，肱三头肌肌腱远段显示为纤维状高回声结构，止点近侧的肌腱纤维呈低回声（箭头），为各向异性伪像所致。肱三头肌肌腱的深方可见鹰嘴窝、肘后关节隐窝（空心箭头）和肘后脂肪垫

图 3.11　肱三头肌肌腱检查

a.探头位置示意图，白色线条为探头位置；b.超声图像，尺神经（箭头）在肘部经过肘管，该管位于肘后内侧，为肱骨内上髁后方的一个骨沟。超声可在短轴切面上检查尺神经

图 3.12　尺神经检查

肘管的边界为肱骨内上髁的后面和尺骨鹰嘴。肘内侧副韧带的后束和肘管支持带（Osborne 韧带）分别构成肘管的底部和顶部。稳定性：由于尺神经特殊的解剖学位置，其在肘部易发生不稳。超声检查尺神经不稳的方法各有不同，一般会首先检查尺神经有无神经病变，继而在主动屈肘和伸肘时进行检查。检查时，探头横切面放置在尺骨鹰嘴和肱骨内上髁。

一般在肘部伸直位或"螃蟹"体位时检查肘内侧。肱骨内上髁可以作为一个解剖学标志。肘内侧主要的检查结构包括屈肌总腱[7]、肘内侧副韧带和旋前圆肌[8]。

屈肌总腱（图 3.13）从前向后，分别由桡侧腕屈肌、掌长肌、尺侧腕屈肌和指浅屈肌构成[7]。超声检查时，探头放置在肌腱的长轴切面上。屈肌总腱较伸肌总腱厚但短。

尺侧副韧带复合体（图3.14）包括前束、后束和横束。前束和后束起自肱骨内上髁的下部，前束向远侧止于尺骨冠突的高耸结节。后束止于尺骨滑车切迹的后内缘。肘内侧副韧带的前束呈一长条状结构，跨过肱尺关节，并位于屈肌的深方。该韧带的厚度和内部回声均匀一致。后束可在检查尺神经时显示。

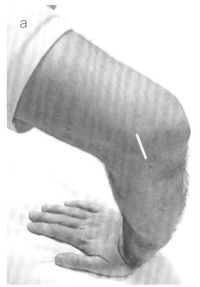

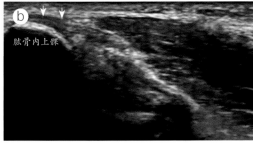

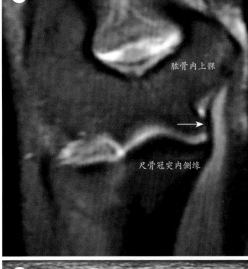

| a.探头位置示意图，黄色线条为探头位置；b.肌腱长轴切面超声图像，箭头为屈肌总腱 | a.MRI表现，箭头指前束；b.超声图像，检查肘内侧副韧带前束（箭头）的体位同屈肌总腱，超声上呈低回声 |

图3.13　屈肌总腱检查　　　　　图3.14　肘内侧副韧带前束检查

参考文献

[1] KONSCHAKE M, STOFFERIN H, MORIGGL B. Ultrasound visualization of an underestimated structure: the bicipital aponeurosis. Surg Radiol Anat. 2017, 39（12）: 1317–1322. https://doi.org/10.1007/s00276-017-1885-0.

[2] KLAUSER A S, PAMMINGER M, HALPERN E J, et al. Extensor tendinopathy of the elbow assessed with sonoelastography: histologic correlation. Eur Radiol. 2017, 27（8）: 3460–3466.

[3] DUNN J C, KUSNEZOV N, FARES A, et al. Triceps tendon ruptures: asystematic review. HAND. 2017, 12（5）: 431–438.

[4] SHUTTLEWOOD K, BEAZLEY J, SMITH C D. Distal triceps injuries（including snapping triceps）: a systematic review of the literature. World J Orthop.2017, 8（6）: 507–513.

[5] DRAGHI F, BORTOLOTTO C. Importance of the ultrasound in cubital tunnel syndrome. Surg Radiol Anat.2016, 38（2）: 265–268.

[6] REILLY D, KAMINENI S. Olecranon bursitis. J Shoulder Elb Surg. 2016, 25（1）: 158–167.

[7] DO, NASCIMENTO A T, CLAUDIO G K. Arthroscopic surgical treatment of medial epicondylitis. J Shoulder Elb Surg. 2017, 26（12）: 2232–2235.

[8] CRETEUR V, MADANI A, SATTARI A, et al. Sonography of the pronator teres: normal and pathologic appearances.J Ultrasound Med. 2017, 36（12）: 2585–2597.https://doi.org/10.1002/jum.14306.

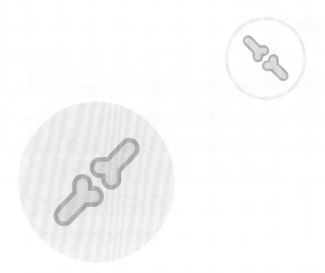

第四章　肘部病变

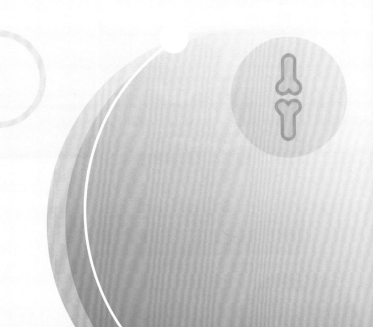

内容提要

肌腱劳损综合征

· 肱骨外上髁炎
· 肱骨内上髁炎
· 肱三头肌末端病
· 肱二头肌远侧肌腱末端病

肌腱撕裂

肌腱修复术后

关节腔积液

关节腔内游离体

滑囊炎

· 尺骨鹰嘴滑囊炎
· 肱桡滑囊炎

神经卡压

· 桡神经卡压
· 正中神经卡压
· 尺神经卡压

神经瘤

尺神经不稳

创伤性肘关节损伤

软组织肿块

皮肤与皮下组织病变

肌腱劳损综合征如肱骨外上髁炎（图4.1）、肱骨内上髁炎（图4.2）、肱三头肌肌腱末端病、肱二头肌远侧肌腱末端病（表4.1，图4.3）可为微小创伤（表4.2）、血管损伤和老龄所致。其中最为常见的原因被认为是反复的微小创伤导致胶原纤维断裂，伴有局部的修复反应和肌腱退变。在慢性病变中，肌腱的微小撕裂和修复反应导致肌腱薄弱，增加了撕裂的风险。

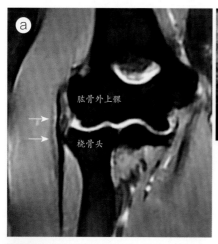
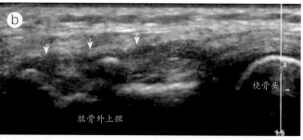

a.MRI 表现，箭头：伸肌总腱；b.超声显示伸肌总腱（箭头）肌腱回声减低，可见肌腱内的低回声区域（液变性）、高回声区域（纤维化、钙化），并可见肱骨外上髁表面不规则

图 4.1　肱骨外上髁炎

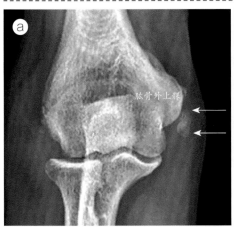

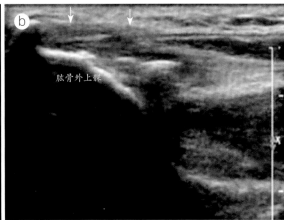

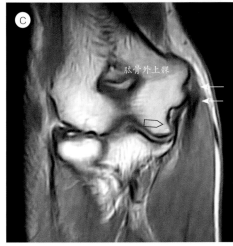

a.标准的 X 线图片显示屈肌总腱内广泛的钙化（箭头）；b.超声图像，屈肌总腱（实箭头）回声减低，可见肌腱内的高回声区域（纤维化和钙化）；c.MRI表现，箭头：屈肌总腱，空心箭头：尺侧副韧带（前束）

图 4.2 肱骨内上髁炎

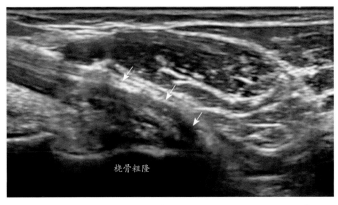

超声显示肌腱（箭头）回声减低，并可见低回声区域（黏液变性）、高回声区域（纤维化、钙化）

图 4.3 肱二头肌远侧肌腱末端病

表4.1　肘关节各个区域的常见病变

肘关节区域	最常见的病变
肘外侧	肱骨外上髁炎
	骨间后神经卡压
肘前部	肱二头肌远侧肌腱撕裂
	肱桡滑囊炎
	正中神经卡压和（或）断裂
	关节腔积液
肘内侧	肱骨内上髁炎
肘后部	肱三头肌肌腱远段撕裂
	尺骨鹰嘴滑囊炎
	关节腔积液
	尺神经卡压和（或）脱位

表4.2　肘部运动相关损伤

运动类型	病变
网球	肱骨外上髁炎
高尔夫球	肱骨内上髁炎、尺神经卡压、旋前圆肌综合征
标枪	肘内侧副韧带拉伤
举重	肱二头肌远侧肌腱病、尺神经卡压、桡管综合征
拳击	肱三头肌肌腱病
滑雪	尺神经卡压
游泳	桡管综合征

　　组织学检查显示非炎性、退行性改变、血管 - 成纤维细胞改变，以及局灶性黏液变性和透明变性、纤维化和钙化。在病变的急性期或慢性期均未见炎性细胞证据。

　　最常见的症状为局限性疼痛（表4.3）和功能减弱。

表4.3　疼痛与鉴别诊断

肘外侧疼痛	肱骨外上髁炎
	外上髁 – 桡骨头骨折
	肘关节内翻 – 后外侧不稳
肘前部疼痛	肱二头肌远侧肌腱炎 – 肌腱撕裂 – 肌腱撕脱骨折
	肱桡滑囊炎
	肘前部撞击征
肘内侧疼痛	肱骨内上髁炎
	肘管综合征
	肱骨内上髁骨折
	肘关节外翻不稳
肘后部疼痛	尺骨鹰嘴滑囊炎
	肱三头肌肌腱损伤
	尺骨鹰嘴骨折
	肘后部撞击

　　所有的肌腱劳损综合征超声表现是相同的：肌腱常增厚，内部的纤维状结构消失或仍保存；病变处可见局灶性低回声区（黏液变性），和（或）高回声区域（纤维化或钙化）；还可见肌腱附着处骨质不规则。彩色多普勒超声血流信号的出现与局部新生血管形成、毛细血管增生有关。超声弹性成像表现常与组织学表现有一定的相关性[1]。

　　肘部肌腱撕裂包括完全断裂、部分撕裂和肌腱止点处的撕脱骨折。

　　肘部最常见的撕裂为肘外侧伸肌总腱的部分撕裂，一般多见于因伸肌总腱劳损综合征而进行局部治疗时行肌腱内注射激素所致（图4.4）。屈肌总腱的部分撕裂较为少见。最常见的肌腱完全断裂发生在肱二头肌远侧肌腱（图4.5）。该病变一般见于中年患者，其发生是由于在肘部屈曲位时，肌腱收到强力牵拉而损伤。肱三头肌的断裂较为少见，但肌腱自尺骨鹰嘴的撕脱则较为常见。

　　肌腱完全断裂超声表现为肌腱纤维连续性完全中断。动态活动时行动态超声检查可见肌腱近侧和远侧断端之间的间距增宽。肌腱部分撕裂表现为肌腱纤维连续性不完全中断。急性期或亚急性期肌腱撕裂处可见出血。慢性损伤时一般无出血表现（图4.6）。

　　行手术修复的肌腱与正常未经过手术修复的肌腱有几点不同之处[2]。修复后的肌

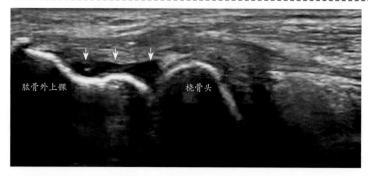

超声显示肱骨外上髁炎伴部分撕裂（箭头）。该患者既往因肌腱劳损综合征而行肌腱内类固醇激素注射治疗

图 4.4　伸肌总腱部分撕裂

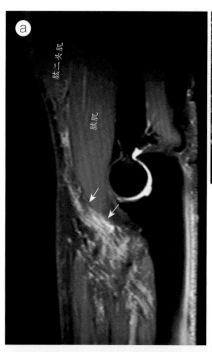

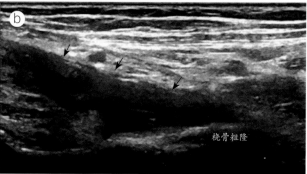

a.MRI 表现，箭头：血肿；b.超声长轴切面显示肌腱纤维完全断裂及一较大血肿（箭头）

图 4.5　肱二头肌远侧肌腱近期发生的完全断裂

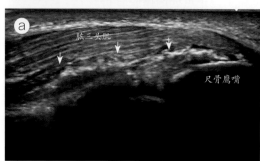

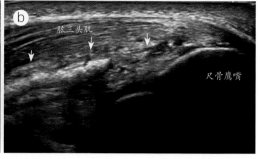

超声显示肌腱部分回声缺失，广泛钙化（箭头）

图 4.6　肱三头肌肌腱部分撕裂

腱比未经手术的肌腱要大而宽，其内部回声不均匀，失去正常纤维状结构（图4.7）。在肌腱背景下可见手术材料回声。动态超声检查时，可见肌腱的滑动生理性减弱。但若显示出较大量的积液或者较为广泛的钙化，则为病理表现。在术后短期内，彩色多普勒超声显示肌腱内未见血流信号。在术后前3个月内，肌腱内的血流信号会生理性地增加，继而处于稳定期，最后在6个月内血流信号消退。如在术后6个月以后，持续性存在丰富血流信号则为病理表现。超声检查可有效地评估肌腱的完整性及肌腱手术修补术后有无并发症。因此，行超声检查时检查者需要了解肌腱在手术后的正常和异常超声表现。

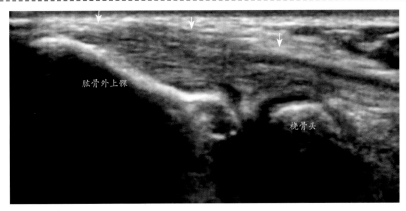

图4.7　伸肌总腱术后

　　关节腔积液形成的原因可为劳损综合征、慢性骨性关节炎、炎性关节病变（类风湿性关节炎、痛风、假性痛风）或感染。在滑膜积液内可见不同回声的增厚滑膜，该征象可见于类风湿性关节炎、滑膜增生性疾病如色素绒毛结节性滑膜炎或滑膜骨软骨瘤病。

　　关节腔积液可为单纯性的无回声积液或内部回声增高的混杂积液。积液内回声增高可能为炎症、感染、出血或关节腔内游离体所致。

　　超声很容易检查出肘关节腔内的积液，因为积液可使关节前隐窝或后隐窝扩张。肘部屈曲时，超声可以非常敏感地显示肘后关节隐窝内的积液。检查时，探头矢状位，可见肘后关节脂肪垫被积液向上推移。

　　肘关节是关节腔内游离体的好发部位，仅次于膝关节。关节腔内游离体常见于关节隐窝内（图4.8）。关节腔积液的存在有利于显示关节腔内骨化和非骨化的游离体，常表现为强回声。超声检查还可以发现其他征象，如游离体的移动和滑膜增生。

　　滑囊内含一层滑膜，其内为薄层的滑液。滑囊一般位于活动的组织之间，以减少组织之间的相互摩擦。

　　滑囊的炎症常由于反复的微小创伤所致，其他原因包括感染（结核等）、关节病变（类风湿性关节炎、银屑病性关节炎等）、色素绒毛结节性滑膜炎、骨软骨瘤病、淀粉样变性等。肘部最常见的滑囊炎为尺骨鹰嘴滑囊炎（图4.9）和肱桡滑囊炎（图4.10）。

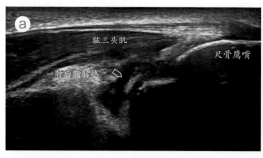
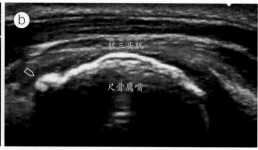

肘关节屈曲时，超声显示肘后关节隐窝内积液。a.探头矢状位，可见肘后脂肪垫向上移位；b.探头轴位。关节内游离体（空心箭头）在矢状位与轴位中均可显示

图4.8 肘关节腔积液

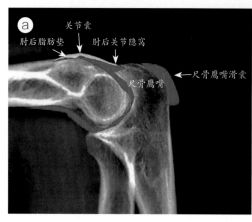
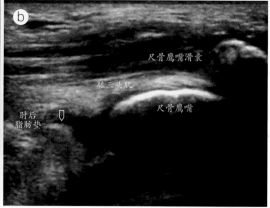

肘后部长轴切面：X线示意图（图a）与超声图像（图b）。肘关节屈曲时，可见肘关节后隐窝内的积液与关节内游离体（空心箭头），肘后脂肪垫被推移向上移位。尺骨鹰嘴滑囊内可见混杂回声、积液、组织碎屑和米粒体

图4.9 类风湿关节炎患者的慢性尺骨鹰嘴滑囊炎

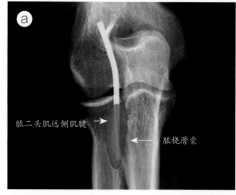
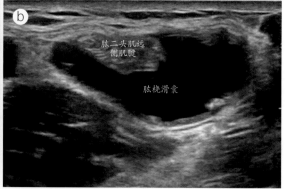

a.X线示意图；b.超声图像。肱桡滑囊内的无回声积液包绕肱二头肌远侧肌腱

图4.10 肱桡滑囊炎

尺骨鹰嘴滑囊由于位置表浅，是损伤、炎症和感染的好发部位。患者常表现为肘后部肿胀、疼痛且可触及包块。肱桡滑囊位于肱二头肌远侧肌腱与桡骨粗隆之间，其作用为减少前臂旋前时的摩擦。肱桡滑囊炎常由肱二头肌远侧肌腱的撕裂、微小创伤或类风湿性关节炎所致，导致局部肿胀、疼痛，有时还可导致桡神经卡压相关的神经症状。

超声检查很容易明确滑囊炎的诊断，可显示滑囊内少量的积液和（或）滑囊壁增厚。在出血性滑囊炎和化脓性滑囊炎中，滑囊内的积液和（或）滑囊增生可能会导致滑囊内混杂回声。彩色多普勒超声可显示滑囊周围的软组织因充血而增多的血流信号，为滑囊炎的伴发征象。

在肘部，很多结构都可能导致神经卡压。

桡神经位于肱肌与桡侧腕长伸肌之间的一个脂肪层内，继而在肘关节下方分为浅支和骨间后神经。桡神经浅支最易受到肱桡滑囊的慢性卡压。骨间后神经在肘部的旋前和旋后活动中可能会在旋后肌的浅头和深头之间受到卡压。

正中神经走行于肱肌与旋前圆肌之间，继而自旋前圆肌的尺骨头和肱骨头之间经过。正中神经在增厚的纤维束或肱二头肌腱膜中可能会受到卡压。其中，肱二头肌腱膜向内侧走行，跨过肱动脉和正中神经，继而与前臂屈肌的筋膜相融合。

尺神经在肘部位置表浅，位于肱骨内上髁后方，并与尺侧返动、静脉伴行。这些结构所在的骨纤维管道称为肘管，其浅侧被一薄的弓状韧带覆盖。肘部屈曲时，肘管内尺神经可受到生理性卡压。但尺神经也可以由于滑囊、积液和滑车上肘肌等受到卡压[3]。

神经卡压时主要的超声图像表现为卡压近侧的神经肿胀，卡压处神经变细，神经内部呈低回声，失去神经纤维结构，彩色多普勒超声可见血流信号增多（图 4.11）。超声的作用是对神经病变进行定位，但主要是评估神经卡压的原因，以指导治疗。

由于肘部神经的位置较为表浅，所以在创伤后，肘部神经常会出现病变。神经部分或完全断裂后可出现神经瘤。神经瘤为增生性病变，为细胞（神经细胞、轴突、髓鞘、施万细胞和成纤维细胞）杂乱增生所致，为神经试图增生的结果。神经增生的范围超出了神经束膜，侵及神经周围的结缔组织。神经瘤可以分为末端神经瘤和连续性神经瘤。末端神经瘤最常见于神经的近侧断端；连续性神经瘤类似末端神经瘤，但位于 2 个神经断端之间，该处仍有部分神经组织相延续。

临床上常可触及这些结节，表现为痛性、较小、较硬、压痛明显的结节。超声检查神经瘤显示为低回声结节（图 4.12），探头在这些结节上加压时有时会导致局部疼痛和感觉异常。

间歇性神经不稳通常见于肘部的尺神经。在近侧肘管处，浅侧肘管支持带的缺失易使尺神经在屈肘时向前脱位。尺神经脱位一般不会导致尺神经发生病理改变，但一些患者会因神经的慢性摩擦导致神经损伤与功能障碍（图 4.13）。

肘部的创伤性损伤较为常见，但起初评估时，其复杂性和临床意义常被忽略。一

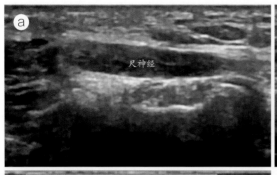
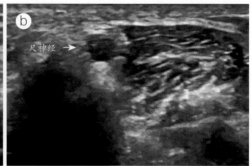
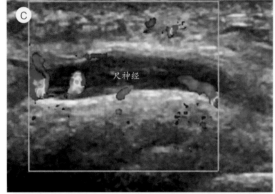

超声显示尺神经肿胀、回声减低，内部失去
神经纤维束结构（图a，图b），并可见血
流信号增多（图c）

图4.11　尺神经卡压病变

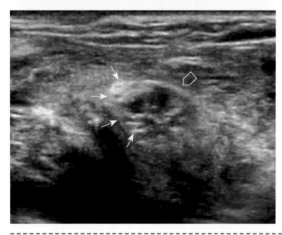

超声横切面显示神经损伤处一低回声的创
伤后神经瘤（空心箭头），累及神经的前部。
神经的后外侧部分显示为正常的神经纤维
束结构（箭头）

图4.12　正中神经，创伤后连续性神经瘤

些患者肘部损伤后，其初始的X线检查结果常为正常，在后期的随访中才诊断出隐
性骨折，尤其是在儿童患者中常出现这种现象[4]。

　　超声可以非常敏感地显示肘部的骨折[5]，表现为强回声的骨皮质连续性中断
（图4.14，图4.15）。在创伤性肘部损伤中，超声不仅可显示骨的病变，还可显示软
组织损伤病变（图4.14），这些损伤时患者容易发生慢性关节不稳。

　　侧副韧带为肘关节囊的增厚部分，起到限制肘外翻移位和内翻移位的作用。超
声可以显示桡侧副韧带和尺侧副韧带的一部分。在如何利用超声检查评估侧副韧带

复合体上尚未达成一致意见。但在一些病例中，超声可以用来评估韧带损伤或韧带缺失（图 4.16）。

软组织肿块（图 4.17～图 4.20）在肌肉骨骼系统病变的患者中常见。超声检查对于这些病变具有较高的敏感度，但特异度较低，除了某些病变如腱鞘囊肿外。

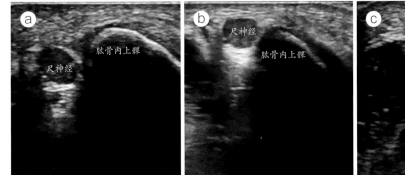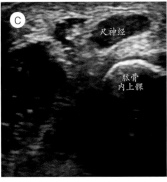

肘关节屈曲时肘管横切面超声（图 a～图 c）显示尺神经突然移位至肱骨内上髁前方（图 c）。神经肿胀、回声减低

图 4.13　尺神经不稳

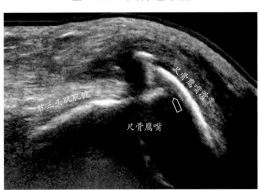

尺骨鹰嘴骨折（空心箭头），超声表现为强回声的骨皮质连续性中断，还可见尺骨鹰嘴滑囊炎和正常的肱三头肌肌腱

图 4.14　尺骨鹰嘴骨折

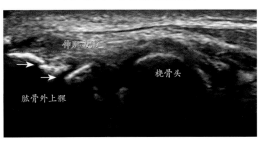

肱骨外上髁骨折（箭头），超声表现为强回声的骨皮质连续性中断，还可见正常的伸肌总腱

图 4.15　肱骨外上髁骨折

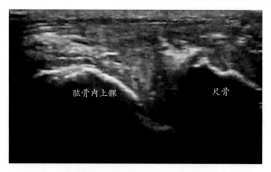

超声表现为关节间隙增宽

图 4.16　慢性肱尺关节脱位

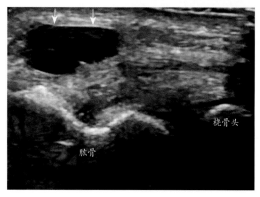

超声可见一无回声结节（箭头），较硬，难以压缩，其边界清楚。腱鞘囊肿的病因尚不明确，可能与关节周围或肌腱周围的结缔组织发生黏液变性有关。腱鞘囊肿一般不与关节腔相通

图 4.17　腱鞘囊肿

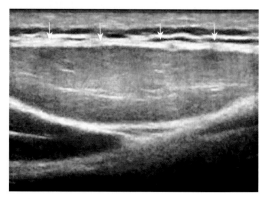

超声长轴切面显示一扁长的、边界清楚的团块（箭头），其最大径平行于皮肤。该团块的回声较邻近的脂肪组织稍增高

图 4.18　皮下脂肪瘤

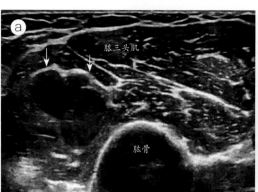

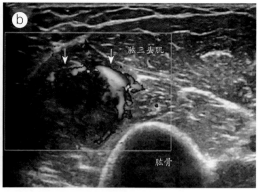

a. 灰阶超声显示肱三头肌内一局限性、椭圆形、内回声不均匀的结节（箭头）；b. 能量多普勒超声显示结节内丰富的血流信号

图 4.19　肱三头肌骨髓瘤

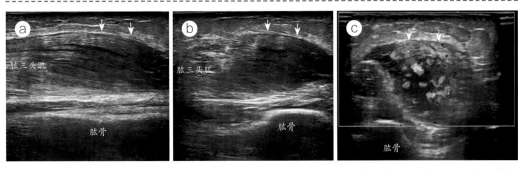

a、b.灰阶超声显示肱三头肌内一混杂回声的团块（箭头）；c.彩色多普勒超声显示结节内丰富的血流信号

图4.20　肱三头肌横纹肌肉瘤

恰当的临床处理需要一个详细的评估过程，包括详细的病史采集和体格检查，还需要进行一个恰当的影像学检查：MRI为软组织肿块常用的影像学手段，除此之外，还可以进行超声检查。

超声在评估皮肤和皮下组织病变的很多方面都有很大的价值：测量病变处皮肤和皮下组织的厚度如水肿（图4.21）、脓肿和坏死性筋膜炎；评估慢性炎性过程；于治疗前和治疗中评估肿瘤。对于其他病变，超声检查常有利于获得生物学标本（液体或细胞）以明确病因。这些技术手段有助于临床医师进行鉴别诊断和制订治疗方案。

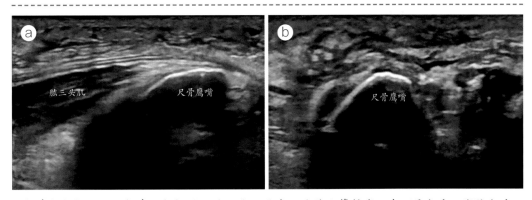

a.超声长轴切面；b.超声短轴切面。肱三头肌区域可见淋巴管扩张，内可见积液，脂肪小叶回声增高

图4.21　皮下组织水肿

参考文献

[1] KLAUSER A S，PAMMINGER M J，HALPERN E J，et al. Sonoelastography of the common flexor tendon of the elbow with his tologic agreement: a cadaveric study. Radiology. 2017，283（2）：486-491.

[2] GITTO S，DRAGHI A G，BORTOLOTTO C，et al. Sonography of the Achilles tendon after complete rupture repair: what the radiologist should know. J Ultrasound Med. 2016，35：2529-2536.

[3] DRAGHI F，BORTOLOTTO C. Importance of the ultra sound in cubital tunnel syndrome. Surg Radiol Anat. 2016，38（2）：265-268.

[4] BURNIER M，BUISSON G，RICARD A，et al. Diagnostic value of ultrasonography in elbow trauma in children: prospective study of 34 cases. Orthop Traumatol Surg Res. 2016; 102（7）：839-843.

[5] GITTO S，DRAGHI A G，DRAGHI F. Sonography of non neoplastic disorders of the hand and wrist tendons. J Ultrasound Med. 2018，37：51-68.

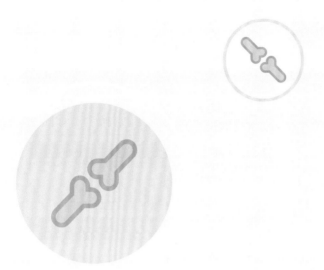

第五章　肘前部

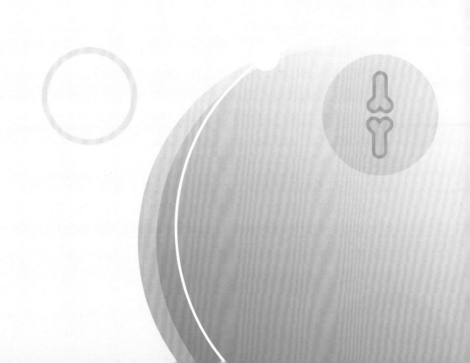

内容提要

肱二头肌及其肌腱

· 肌腱完全断裂
· 肌腱部分撕裂
· 肌腱撕脱骨折
· 肌腱病

肱二头肌腱膜

· 完全断裂
· 部分撕裂
· 正中神经卡压

肱肌及其肌腱

· 完全断裂
· 部分撕裂

肱桡滑囊

· 滑囊炎
· 桡神经卡压

正中神经

· 正中神经卡压
· 正中神经神经瘤

肘前部关节隐窝

· 肘关节腔积液
· 游离体

　　肱二头肌位于肱肌的浅侧、肱动脉和正中神经的外侧。其远侧肌腱较长，约 7 cm，呈斜行走行，并行 90° 旋转，止于桡骨粗隆。

　　从形态学的角度，超声可表现为以下 2 种形态：单一肌腱和一个肌腱内包含 2 个部分。最近研究显示，该肌腱常由 2 部分组成，其内的纤维呈规则的平行排列，肌腱的 2 部分在外共有一个腱围组织，在内由一疏松的腱内膜相连接。此 2 部分分别对应肱二头肌的长头肌腹（位于外侧，其止点位置较深），以及短头肌腹（位于内侧，其止点位置较浅）。

　　肱二头肌远侧肌腱的完全断裂一般发生于单次的创伤性损伤，损伤时，肘关节在半屈曲状态下被强力伸直。典型者可出现肘前部突发疼痛及被锤击感。临床上，于肘前窝可触及局部凹陷，肘关节近侧可触及软组织肿块，患者屈肘及前臂旋后困难。

　　肌腱完全断裂时，超声表现为肌腱纤维的连续性中断，局部呈无回声或低回声，伴或不伴有肌腱断端的回缩，其周围可见低回声积液（图 5.1）。

　　肌腱断裂后如断端回缩，由于在临床上较为明显，所以常不需要进行影像学检查。然而，超声检查在评估肌腱部分撕裂（图 5.2）或虽然肌腱完全断裂但由于肱二头肌腱膜完整而不伴有肌腱断端回缩时（图 5.3）具有重要的价值。

　　肱二头肌远侧肌腱也可由于单次的创伤而发生部分撕裂，其发生常由肌肉突发的抗阻力偏心收缩所致。撕裂累及肱二头肌短头与撕裂累及肱二头肌长头明显不同，肱二头肌短头的撕裂一般无肌肉回缩，而撕裂累及肱二头肌长头的患者常有典型的"大力水手征"，类似肌腱的完全断裂。

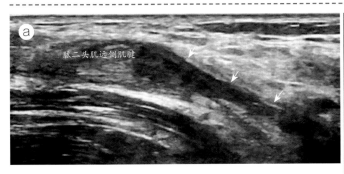

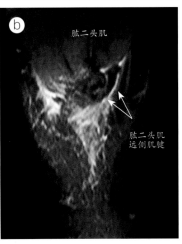

a. 长轴切面超声显示肌腱完全断裂，断端回缩、扭曲，局部可见一较大的血肿（箭头）；b.MRI 表现，与图 a 为同一病例

图 5.1　肱二头肌远侧肌腱完全断裂

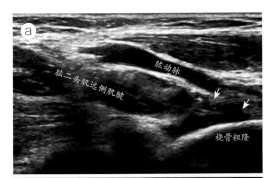

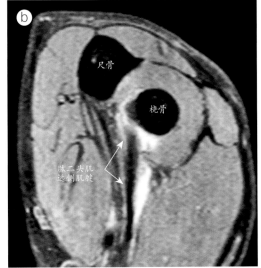

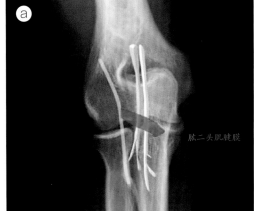

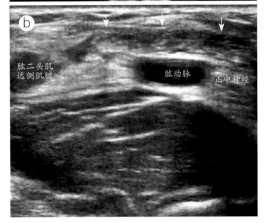

a. 超声长轴切面显示肌腱的深层部分撕裂，而浅层的肌腱纤维（箭头）仍附着于桡骨粗隆，肌腱周围可见积液；b.MRI 表现

图 5.2　肱二头肌远侧肌腱部分撕裂

a.X 线示意图；b. 超声图像，肱二头肌腱膜增厚（箭头），导致肱动脉和正中神经卡压

图 5.3　肱二头肌远侧肌腱与肱二头肌腱膜部分撕裂

肌腱部分撕裂超声表现为部分肌腱纤维的连续性中断，局部呈无回声或低回声，周围可见低回声积液（图5.2）；在慢性期，损伤处常无积液，肌腱表现为回声不均匀、增厚（图5.4）。

常见病变如肌腱的撕脱骨折与骨折片，多见于位置较深的长头肌腱。由于局部组织水肿及积液的存在，超声较易显示小的撕脱骨折。

肌腱病较为少见，常会导致慢性疼痛，并呈进行性进展。受累肌腱内部结构杂乱、弥漫性、不均匀性增厚，内部纤维状结构消失（图5.5）。病变较重者肌腱内部可出现裂隙。检查这些病变时，肌腱需在放松状态下（肘关节轻度屈曲），以避免在肘关节伸直/旋后状态时这些裂隙的塌陷。肌腱的末端病要比肌腱病更为常见，可导致肌腱肿胀、回声减低，常累及其中的一个肌腱或2个肌腱（分别对应肱二头肌的长头肌腹和短头肌腹）。超声从肘后部扫查是一个较为有用的方法。

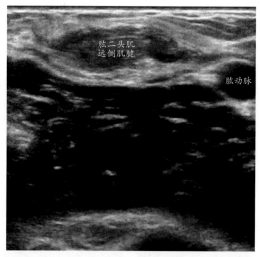

超声短轴切面显示肌腱显著增厚、回声不均匀；未见积液

图5.4　肱二头肌远侧肌腱部分撕裂

肱二头肌向远侧通过肌腱止于桡骨粗隆，并通过肱二头肌腱膜止于前臂筋膜[1]。

肱二头肌腱膜的作用为将力自肌肉传导至非肌肉组织。因此，肱二头肌腱膜可以辅助肘部的屈曲，稳定肱二头肌远侧肌腱，减少该肌腱在止点处的应力。

肱二头肌腱膜为一双层结构，自肱二头肌的肌肉-肌腱移行处发出，跨过肱动脉和正中神经，最后止于覆盖旋前圆肌的前臂筋膜。

使用超声检查肱二头肌腱膜，可以为多种病变的诊断提供快速而有价值的信息，特别是肱二头肌远侧肌腱止点处的部分撕裂时，因邻近的肱二头肌短头与完整的肱二头肌腱膜可以防止肌腹回缩而不易做出快速诊断。

另一不同的病变为正中神经被肱二头肌腱膜卡压，其原因为肱二头肌腱膜部分撕裂（图5.3）或肱二头肌远段肌肉-肌腱移行处外侧的部分撕裂。

肱肌位于肱二头肌的深方，止于尺骨冠突的前面。

肱肌的远端止于尺骨粗隆，止点处可能为单纯的肌肉组织、肌腱组织或混合组织。肱肌被认为有 2 个单独的头，浅头和深头。浅头的止点位置较深头更偏远侧。然而，2 个头在尺骨粗隆处融合，以一个单一的、连续的结构止于尺骨粗隆。单发的肱肌及其肌腱损伤较为少见，在文献里只有为数不多的报道。

肱桡滑囊位于肱二头肌远侧肌腱（前面）和桡骨粗隆（后面）之间，包绕肱二头肌远侧肌腱。特别是在前臂旋后时，该滑囊包绕肱二头肌远侧肌腱，而在前臂旋前时，该滑囊被挤压在桡骨粗隆（变为后位）与肱二头肌远侧肌腱之间。

肱桡滑囊为一个相当大的滑囊，长 2.4 ~ 3.9 cm。该滑囊一般不与肘关节腔相通，但有时可与骨间滑囊相通。

该滑囊的作用为减少肱二头肌远侧肌腱与桡骨粗隆之间的摩擦。肱桡滑囊炎最常见的原因为微小创伤、肱二头肌远侧肌腱部分或完全断裂，以及类风湿性关节炎。该处的慢性滑囊炎并不多见。

肱桡滑囊炎的临床表现为：肘窝肿块、卡压桡神经所致的感觉和（或）运动功能障碍或两者均有。

肱桡滑囊只有当其内出现液体而扩张时超声检查才可以显示。超声检查时，前臂一般用力旋后，利用肱二头肌远侧肌腱作为一个标志结构。超声检查可以非常敏感地显示滑囊炎（图 5.6），也可以评估桡神经病变（图 5.7）；除此之外，还可引导进行滑囊内注射治疗性药物。肱桡滑囊炎可以进行保守治疗，如穿刺抽吸与注射皮质类固醇药物，只有在感染或保守治疗无效时考虑进行手术切除治疗[2]。

正中神经为臂丛神经发出的 5 个终支神经中的一支。

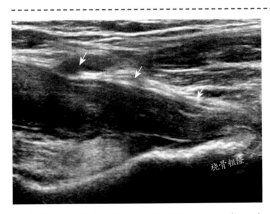

超声长轴切面显示肌腱回声不均匀、显著增厚（箭头）

图 5.5　肱二头肌远侧肌腱病

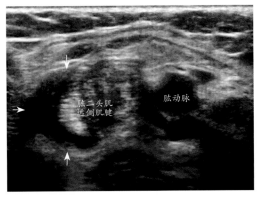

超声显示肱二头肌远侧肌腱周围无回声积液形成（为肱桡滑囊积液）（箭头）

图 5.6　肱桡滑囊炎

正中神经沿正中的肱二头肌沟，与肱动脉一起走行在一血管神经束内。在肘部，其走行在肱二头肌腱膜深方，继而自旋前圆肌肱骨头和尺骨头之间穿行。在肘部，正中神经易受创伤性损伤，因其位置非常表浅（图5.8）。

在肘关节的前隐窝或后隐窝内，超声较易检查出关节腔积液。关节腔积液的原因可以为劳损综合征、慢性骨性关节炎、炎性关节病（图5.9）（类风湿性关节炎、痛风、假性痛风）或感染[3]。肘关节是位居第二的常发生关节腔游离体的部位，仅次于膝关节，其内游离体最常见于肘关节的前隐窝，游离体周围的积液使游离体更易于显示。

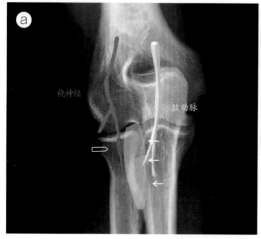

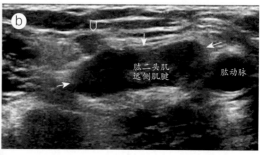

a.X线示意图；b.超声图像。肱桡滑囊（箭头）挤压桡神经的浅支（空心箭头）致神经增粗、回声减低

图5.7　肱桡滑囊炎伴桡神经卡压

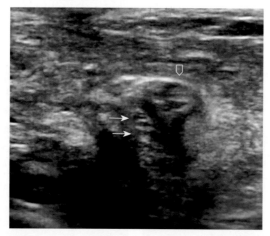

神经损伤处横切面超声显示一低回声的神经瘤（空心箭头）。神经的后外侧部分可见正常的神经纤维结构（箭头）

图5.8　正中神经创伤后神经瘤

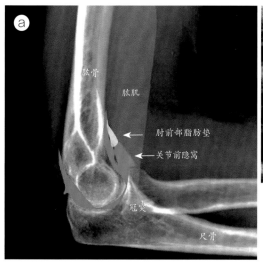
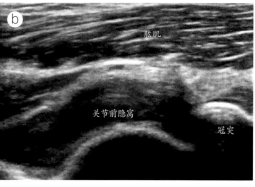

a.X 线示意图；b.超声图像。关节前隐窝内可见积液，呈混杂回声，并位于肱肌的深方

图 5.9　类风湿性关节炎和关节腔积液

要点

· 肱二头肌远侧肌腱最常见的病变为完全断裂，一般发生于单次的创伤性损伤，损伤时，肘部在半屈曲状态下被强力伸直。

· 通过超声检查肱二头肌腱膜，可以为多种病变的诊断提供快速而有价值的信息，特别是肱二头肌远侧肌腱止点处发生部分撕裂时。

· 单发的肱肌和（或）其肌腱损伤较为少见。

· 肱桡滑囊包绕肱二头肌远侧肌腱，该滑囊的作用为减少肱二头肌远侧肌腱与桡骨粗隆之间的摩擦。

· 在肘部，正中神经易受到创伤性损伤，因其位置非常表浅。在肘关节的前隐窝或后隐窝内，超声容易检查出关节腔的积液。

参考文献

[1] KONSCHAKE M，STOFFERIN H，MORIGGL B. Ultrasound visualization of an underestimated structure: the bicipital aponeurosis. Surg Radiol Anat. 2017，39（12）：1317-1322. https://doi.org/10.1007/s00276-017-1885-0.

[2] LUI T H，SIT Y K，PAN X H. Endoscopic resection of the bicipitoradial bursa. Sports Med Arthrosc. 2016，24（1）：7-10.

[3] GITTO S，DRAGHI A G，DRAGHI F. Sonography of nonneoplastic disorders of the hand and wrist tendons. J Ultrasound Med. 2018，37：51-68.

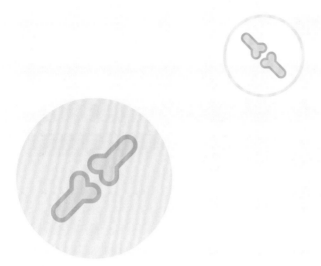

第六章　肘外侧

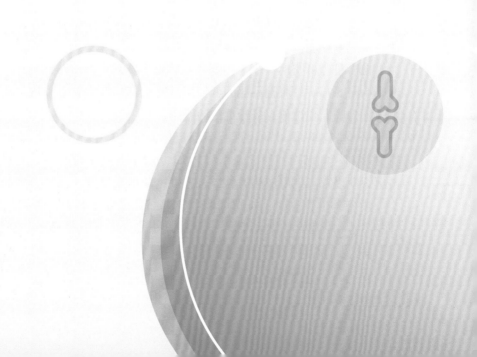

内容提要

伸肌总腱
· 外上髁炎
· 部分撕裂
· 完全断裂
· 外上髁炎的治疗

外侧副韧带

旋后肌

骨间后神经

软组织肿块

　　肘外侧伸肌总腱起点处是由来自桡侧腕短伸肌、指总伸肌、小指伸肌、尺侧腕伸肌的纵行纤维组成的。来自桡侧腕短伸肌的肌腱纤维构成了伸肌总腱的最深部，而指总伸肌的肌腱位置最浅。

　　伸肌总腱肌腱病或肘外侧肱骨外上髁炎（俗称"网球肘"），为肘部最常见的疾病，特征为肘外侧疼痛和功能受损。

　　肘外侧肱骨外上髁炎最常见的病因为反复的微小创伤。反复的前臂旋后、腕部背屈可导致肌腱退行性改变，肌腱内部少数胶原纤维断裂，继而导致修复反应。

　　组织学上，正常的伸肌总腱内为平行排列的胶原纤维，无脂肪浸润，无毛细血管增生。伸肌总腱肌腱病时，肌腱内胶原纤维结构改变，呈波浪状，失去正常的平行排列结构，可见较多脂肪浸润、脂肪坏死灶及新生血管。

　　肱骨外上髁炎一般表现为肘外侧疼痛，在运动、工作或日常活动中反复使用伸肌会导致疼痛加重。

　　肱骨外上髁炎的诊断一般基于临床表现。影像学检查的作用为确定临床诊断，评估病变严重程度，并除外其他可能的病变。

　　肱骨外上髁炎时，超声图像显示肌腱内低回声区域及钙化灶，伴或不伴有肌腱的增厚（图 6.1a）。肌腱后部的低回声区常为该病变的首发表现。这些低回声区域在组织学上为胶原变性伴有成纤维细胞增生。

　　彩色多普勒信号的出现与局部新生血管生成和毛细血管增生有关（图 6.1b）。将 B 型超声与超声弹性成像相结合（图 6.2）有助于对肱骨外上髁炎的诊断，其结果与组织学表现有更好的相关性，可提高诊断的敏感度，而不会降低特异度[1]。

　　肱骨外上髁炎时，肌腱可能会发生部分或完全断裂，特别是在激素注射治疗后（图 6.3）。肌腱的撕裂也可能与慢性肌腱病无关，而是继发于一个急性的创伤性损伤。

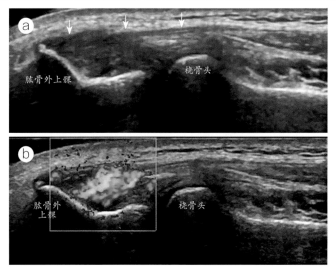

a. B 型超声显示肌腱回声减低，并可见钙化（箭头），肱骨内上髁骨表面不规则；b. 彩色多普勒超声显示伸肌总腱内血流信号增多，是血管、成纤维细胞增生反应所致

图 6.1　肱骨外上髁炎

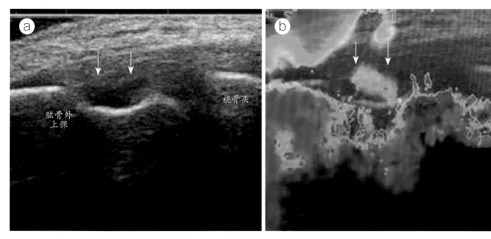

a.B 型超声显示肌腱内部的局限性肌腱病病灶（箭头）；b. 实时超声弹性图像表现为较软的区域（箭头）

图 6.2　肱骨外上髁炎长轴切面

肱骨外上髁炎有很多非手术治疗方法，包括理疗、调整活动方式、使用非甾体抗炎药、激素注射，以及使用矫正器具。肱骨外上髁炎的手术治疗一般仅适用于行保守治疗 6 ~ 12 个月后仍有持续性疼痛的患者，手术一般可取得较好的疗效。

手术后的肌腱超声表现不同于正常、未经手术的肌腱，具有一些特征性表现（图 6.4）[2]。修复后的肌腱常较大、较宽，内部回声不均匀，失去纤维状结构。在手术后的短期内，彩色多普勒超声于肌腱内未见血流信号。在术后前 3 个月内，肌腱内的血流会生理性的增加，继而处于稳定阶段，最后于 6 个月内消退。术后 6 个月之后，如肌腱内持续存在丰富的血流信号，则提示为病理性表现。研究证实，超声检查是评估伸肌总腱的完整性和检测肌腱修复术后有无并发症的有效手段[3]。

超声检查评估肘外侧副韧带常较困难，而 MRI 则是较敏感的检查手段。然而当韧带完全断裂时，超声检查可见韧带结构缺失，急性期可见血肿（图 6.5）；韧带部分撕裂时，超声显示韧带局灶性增厚、回声减低、不均匀。肘外侧副韧带与肘外侧伸肌总腱关系密切，因此，在检查肱骨外上髁炎时需仔细检查该韧带。

旋后肌起自肱骨、肘外侧副韧带和尺骨，分为浅层和深层，最后止于桡骨。旋后肌的 2 层之间为一组织间隙，桡神经深支走行其中。

既往研究显示，有多种解剖学因素与桡神经深支卡压综合征的发生有潜在的关系，报道最多的为旋后肌浅层的近侧缘，即 Frohse 弓。旋后肌在足月产的新生儿时期为肌性结构，但反复慢性的旋前－旋后运动可导致该肌性结构发生改变。目前认为，旋后肌浅层的最上缘可以形成一纤维性弓形结构，从而形成一个真正的病变。

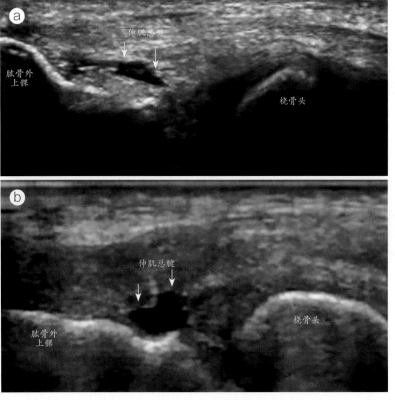

与图 6.2 为不同病例。慢性肌腱病患者超声检查可见肘外侧伸肌点腱部分撕裂（箭头），局部呈无回声区，该患者既往因肌腱劳损综合征而行肌腱内皮质激素注射治疗

图 6.3　伸肌总腱部分撕裂

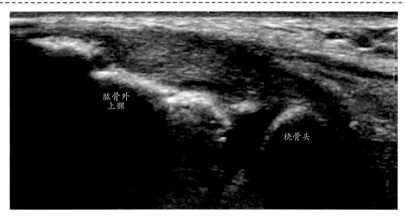

超声显示肌腱较未行手术的肌腱大而宽，且内部回声不均，失去纤维状结构

图 6.4　伸肌总腱术后

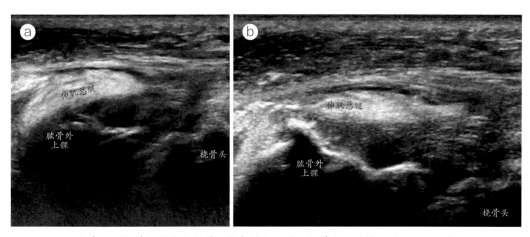

超声显示韧带纤维完全断裂，局部较大血肿；韧带浅侧的伸肌腱亦同时损伤

图 6.5　肘外侧副韧带全层撕裂

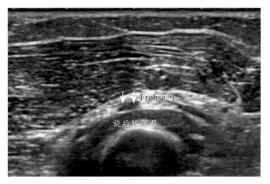

超声显示桡神经深支肿胀、回声减低，失去纤维状结构

图 6.6　桡神经深支卡压

神经卡压的主要超声征象为神经肿胀，内部失去神经纤维束结构（图 6.6），彩色多普勒超声显示神经内血流信号增多[4]。为了更好地评估骨间后神经，可行横切面动态超声检查。

软组织肿块在肌肉骨骼系统病变的患者中较为常见。超声检查对于这些肿块的检出具有较高的敏感度，但特异度不高，除了一些肿块如腱鞘囊肿（图 6.7）[5~8]。

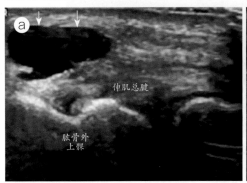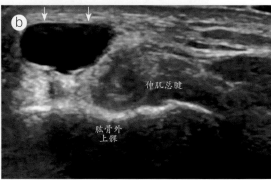

a. 矢状面；b. 横切面。超声可见一无回声、边界清楚的结节（箭头），位于伸肌总腱的浅侧

图 6.7　腱鞘囊肿

对患者的指导意义

对于肱骨外上髁炎，该处肌腱可发生部分或全层撕裂，特别是在注射皮质类固醇激素后。

要点

· 伸肌总腱肌腱病或肘外侧肱骨外上髁炎（"网球肘"），为肘部最常见的疾病。

· 彩色多普勒超声血流信号的出现与局部新生血管生成及毛细血管增生有关。

· 超声检查评估肘外侧副韧带常较困难，而 MRI 则是较为敏感的检查手段。

· 旋后肌分为浅层和深层，2 层之间为一组织间隙，桡神经深支或骨间后神经走行其中。

· 既往研究显示，有多种解剖学因素与桡神经深支卡压综合征的发生有潜

参考文献

[1] KLAUSER A S，PAMMINGER M，HALPERN E J，et al. Extensor tendinopathy of the elbow assessed with sonoelastography: histologic correlation. Eur Radiol. 2017，27（8）：3460–3466.

[2] GITTO S，DRAGHI A G，BORTOLOTTO C，et al. Sonography of the achilles tendon after complete rupture repair: what the radiologist should know. J Ultrasound Med. 2016，35（12）：2529–2536.

[3] GITTO S，DRAGHI A G，DRAGHI F. Sonography of nonneoplastic disorders of the hand and wrist tendons. J Ultrasound Med. 2018，37：51–68.

[4] DRAGHI F，BORTOLOTTO C. Importance of the ultrasound in cubital tunnel syndrome. Surg Radiol Anat. 2016，38（2）：265–268.

[5] CHANG W K，LI Y P，ZHANG D F，et al. The cubital tunnel syndrome caused by the intraneural or extraneural ganglion cysts: case report and review of the literature. J Plast Reconstr Aesthet Surg. 2017，70（10）：1404–1408.

[6] MOBBS R J，PHAN K，MAHARAJ M M，et al. Intraneural ganglion cyst of the ulnar nerve at the elbow masquerading as a malignant peripheral nerve sheath tumor. World Neurosurg. 2016，96：613.

[7] RODRIGUEZ MIRALLES J，NATERA CISNEROS L，ESCOLA A，et al. Type A ganglion cysts of the radiocapitellar joint may involve compression of the superficial radial nerve. Orthop Traumatol Surg Res. 2016，102（6）：791–794.

[8] VAISHYA R，KAPOOR C，AGARWAL A K，et al. A rare presentation of ganglion cyst of the elbow. Cureus. 2016，8（7）：e665. https://www.cureus.com/articles/4756–a–rare–presentation–of–ganglion–cyst–of–the–elbow.

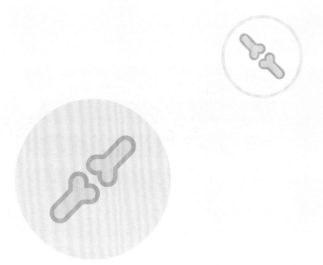

第七章 肘内侧

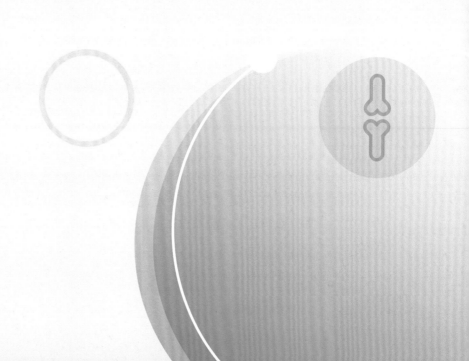

内容提要

屈肌 – 旋前肌总腱

· 肱骨内上髁炎
· 部分撕裂
· 全层撕裂
· 尺神经病变

旋前圆肌

· 正中神经卡压

尺侧副韧带

骨折

骨内固定物卡压

软组织肿块

具有屈肘与旋前功能的屈肌总腱与肘外侧伸肌总腱相比，该肌腱较厚、较短，起点处稍窄。屈肌总腱包括桡侧腕屈肌腱、掌长肌腱、尺侧腕屈肌腱与指浅屈肌腱。该肌腱起自肱骨内上髁。旋前圆肌有 2 个起点，一个起点在肱骨上，另一起点在尺骨冠突内侧[1]。

肘内侧最常见的病变为肱骨内上髁炎，该病变也被称为高尔夫球肘[2]。Henry J. Morris 在 1882 年首次对此病进行了阐述。一些需要反复屈肘和旋前的动作及可以产生外翻应力的运动（如高尔夫球、棒球、网球、击剑和游泳）可导致屈肌总腱发生退行性改变，肌腱内部的个别胶原纤维发生断裂后可引发组织的修复反应[3]。一些需要运用手、腕、前臂的高强度活动也可导致该病变的发生。

肱骨内上髁炎的主要症状为屈肌总腱起点处疼痛。

屈肌总腱肌腱病在组织学上的表现与伸肌总腱肌腱病类似，表现为肌腱内胶原纤维结构异常，呈波浪状，胶原纤维平行排列的结构消失，可见较多脂肪组织浸润，并可见脂肪坏死灶及新生血管。慢性期可见钙化灶。屈肌总腱肌腱病的超声表现（图 7.1a，图 7.1b）与伸肌总腱肌腱病类似。于肌腱内行超声检查可见低回声区及钙化，肌腱增厚或无明显增厚。肌腱内部的低回声区在组织学上表现为胶原退变及成纤维细胞增生[4]。

肌腱内部的血流信号与肌腱内新生血管生成及毛细血管增生有关（图 7.1c，图 7.1d）。

将 B 型超声与超声弹性成像技术相结合更有助于诊断肱骨内上髁炎，超声表现与组织学上的相关性会更好，可以提高超声诊断的敏感度，且特异度不会降低。

慢性肌腱病患者的肌腱可发生部分或全层撕裂，特别是在皮质类固醇激素注射后（图 7.2）。肌腱的部分或全层撕裂也可能与慢性肌腱病无关，而是继发于急性创伤性损伤。

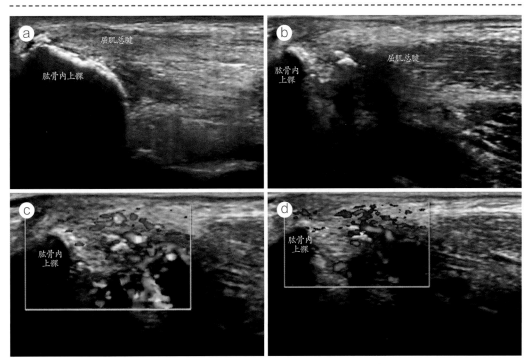

B 型超声显示屈肌总腱回声减低、钙化灶及肱骨内上髁骨质不规则改变（图 a，图 b）。彩色多普勒超声（图 c）与能量多普勒超声（图 d）显示屈肌总腱内血流信号增多，为血管成纤维细胞增生所致

图 7.1 　肱骨内上髁炎

50% 的肱骨内上髁炎患者可能会出现尺神经病变[5]。对于肱骨内上髁炎，有时需要采取手术治疗，手术治疗常会取得较好的疗效[2]。手术后的肌腱超声表现不同于正常、未经手术的肌腱，具有一些特征性表现[6]。修复后的肌腱常较大、较宽，内部回声不均匀，失去纤维状结构。

手术后短期内在肌腱内行彩色多普勒超声未见血流信号。在术后 3 个月内，肌腱内的血流会生理性增加，继而处于稳定阶段，最后于 6 个月内消退。在术后 6 个月之后，如肌腱内持续存在丰富的血流信号，则提示为病理性表现。研究证实，超声检查在评估屈肌总腱的完整性和检测手术修复术后的并发症上具有较大的应用价值。

旋前圆肌可发生多种病变，包括创伤（图 7.3）、前臂骨折、脱位和肿瘤，在旋前圆肌综合征时正中神经[1]可被卡压（图 7.4）。

自近侧向远侧系列横切面超声检查可用于评估旋前圆肌卡压正中神经：完全旋后位于上臂远段进行检查、完全伸直与旋后位分别于桡骨头水平、肘前皱褶水平进行检查（在此水平进行动态超声检查对于评估正中神经被旋前圆肌的潜在卡压较为重要）、完全旋后位于前臂进行检查。

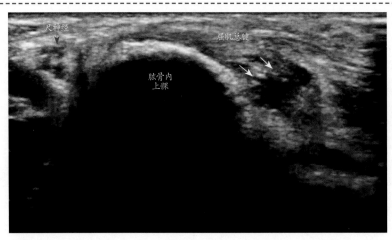

超声显示肌腱部分撕裂（白箭头）。该患者有慢性肌腱病，既往因劳损综合征而行肌腱内皮质激素的注射治疗

图 7.2 屈肌总腱部分撕裂

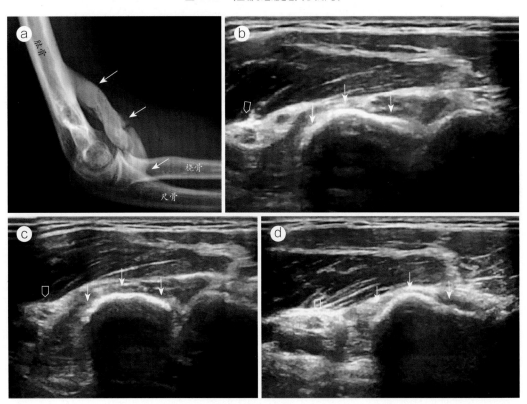

血友病患者，既往有中度创伤性损伤病史，已过去相当一段时间。a.X 线检查显示上臂前部有广泛的钙化（箭头）；b ~ d.超声检查显示肌内钙化灶（旋前圆肌），空心箭头：正中神经

图 7.3 旋前圆肌内广泛钙化

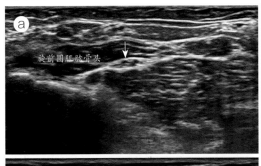
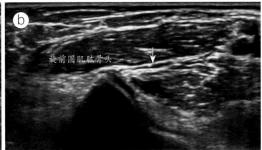
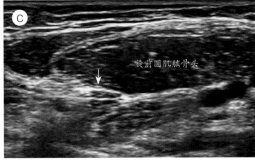

自近段至远段超声横切面（图 a ~ 图 c）显示
正中神经（图 b）（箭头）在旋前圆肌的 2 个
头之间变扁

图 7.4　旋前圆肌综合征

尺侧副韧带复合体的主要功能为保持肘内侧对抗外翻应力的稳定性，其中前束为该韧带复合体中最为重要的部分。

尺侧副韧带可发生急性损伤，或者更为常见的是发生慢性反复的微小创伤，常伴发其浅侧屈肌总腱的病变。

慢性劳损性反复的韧带损伤可导致韧带内部发生微小的撕裂，继而进展为较为明显的撕裂；沿韧带走行区可出现异位骨化（图 7.5）。

MRI 检查可清晰显示尺侧副韧带及其病变，而超声检查鉴别韧带的部分或全层撕裂常较为困难。然而，外翻应力下进行动态超声检查可用于评估急性期韧带是否为全层撕裂，以及在慢性期韧带是否有松弛的表现。在慢性期，超声检查可显示韧带不均匀性增厚及钙化灶（图 7.5）。

在内侧副韧带前束的深方，可见肘关节腔间隙。同其他关节腔间隙一样，只有当该关节腔间隙存在积液时超声才能显示（图 7.6）。该关节腔间隙可发生同其他肘关节腔间隙与肘关节隐窝一样的病变。

肘关节内侧损伤性病变还包括骨折，常规的 X 线检查可明确骨折的诊断。然而，有时骨折起初在 X 线检查上并不明显，为隐性骨折。相当一部分隐性骨折是在随后的随访观察中才做出正确诊断，尤其是对于儿童患者。超声检查对于诊断肘部骨折非常敏感，骨折在超声上表现为强回声的骨皮质连续性中断（图 7.7）。超声有时也可以对隐性骨折做出诊断[7]。

由于肘部的肌腱紧邻骨面，所以肌肉收缩时，这些肌腱可能会与手术中放置的骨内固定物相撞击或摩擦。超声检查有时会有助于诊断"骨内固定物撞击征"[7]。

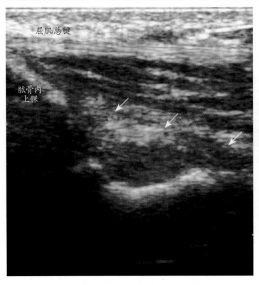

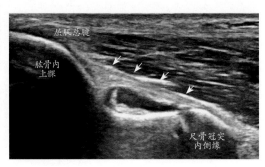

韧带不均匀性增厚及钙化灶（箭头）

图 7.5　尺侧副韧带的慢性撕裂

尺侧副韧带（箭头）的深方可见较为明显的呈无回声的关节腔积液

图 7.6　关节腔积液

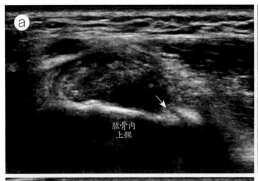

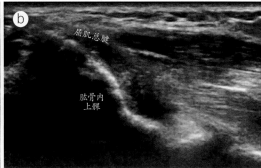

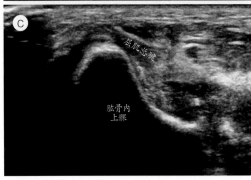

a. 肱骨内上髁骨折（箭头）；b、c. 肱骨内上髁与屈肌总腱之间可见血肿

图 7.7　肱骨内上髁骨折

在肌肉骨骼系统病变患者中，软组织肿块较为常见（图 7.8）。超声检查在诊断这些软组织肿块上具有较高的敏感性，但特异性较低。超声检查常有助于获取生物学标本（液体或细胞），以确定病因，最终帮助临床医师进行恰当的鉴别诊断和制订合适的治疗方案。

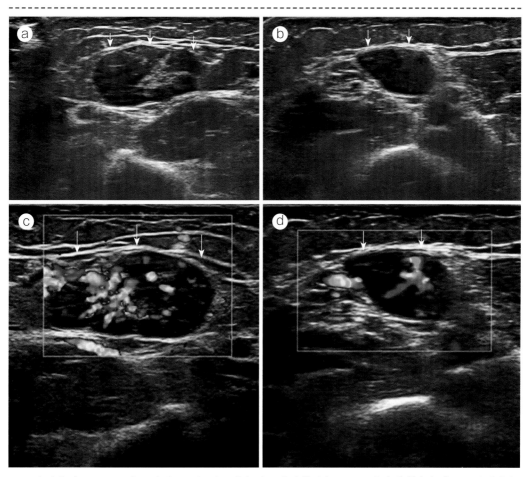

a、b. 灰阶超声显示位于皮下的圆形 – 椭圆形肿大淋巴结（箭头）；c、d. 彩色多普勒超声显示结节内较丰富的血流信号（箭头）

图 7.8　非霍奇金淋巴瘤

要点

· 肱骨内上髁炎为肘内侧最常见的病变，类似更为常见的肱骨外上髁炎。

· 50% 的肱骨内上髁炎患者可能会出现尺神经病变。

· 旋前圆肌有时会卡压正中神经，被称为旋前圆肌综合征。

· 尺侧副韧带可以发生急性损伤，或者更为常见的是发生慢性反复的微小创伤，常伴发浅侧的屈肌总腱病变。

参考文献

[1] CRETEUR V，MADANI A，SATTARI A，et al. Sonography of the pronator teres: normal and pathologic appearances. J Ultrasound Med. 2017，36（12）：2585-2597. https://doi.org/10.1002/jum.14306.

[2] DO NASCIMENTO A T，CLAUDIO G K. Arthroscopic surgical treatment of medial epicondylitis. J Shoulder Elb Surg. 2017，26（12）：2232-2235.

[3] BARCO R，ANTUÑA S A. Medial elbow pain. EFORT Open Rev. 2017，2（8）：362-371.

[4] KLAUSER A S，PAMMINGER M，Halpern E J，et al.Extensor tendinopathy of the elbow assessed with sonoelastography: histologic correlation. Eur Radiol. 2017，27（8）：3460-3466.

[5] DRAGHI F，BORTOLOTTO C. Importance of the ultrasound in cubital tunnel syndrome. Surg Radiol Anat. 2016，38（2）：265-268.

[6] GITTO S，DRAGHI A G，BORTOLOTTO C，et al. Sonography of the Achilles tendon after complete rupture repair: what the radiologist should know. J Ultrasound Med. 2016，35：2529-2536.

[7] GITTO S，DRAGHI A G，DRAGHI F. Sonography of nonneoplastic disorders of the hand and wrist tendons. J Ultrasound Med. 2018，37：51-68.

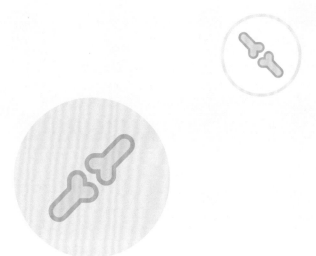

第八章　肘后部

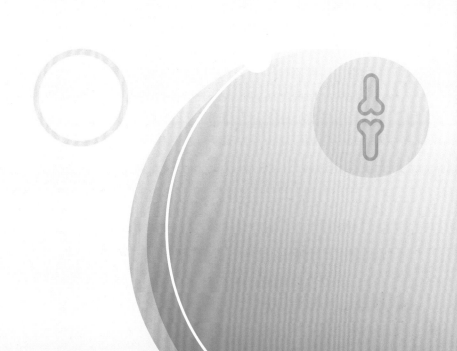

内容提要

肱三头肌及其肌腱
- 完全断裂
- 部分撕裂
- 撕脱
- 肌腱病

尺骨鹰嘴滑囊
- 滑囊炎

积液

游离体

肘后部脂肪垫

尺神经
- 神经卡压病变
- 尺神经不稳
- 肘管综合征
- 神经病变治疗
- 尺神经转位

肱三头肌包括三个头：内侧头、外侧头与长头，以单一的、较厚的肌腱止于尺骨鹰嘴，该肌腱包括浅层（由外侧头和长头组成）和深层（由内侧头组成）。

肱三头肌[4]及其肌腱的损伤较为少见。局部或全身性应用激素、肾脏疾病、甲状旁腺功能亢进症、马方综合征、成骨不全症、慢性尺骨鹰嘴滑囊炎为一些易导致肱三头肌病变的因素。

肱三头肌肌腱撕裂常见于直接的撞击伤或当肱三头肌收缩时一减速力作用于上臂，常见于摔倒时手呈向外伸展位。肌腱撕裂需要鉴别完全断裂（图8.1）与部分撕裂，以及肌腱撕脱。肌腱完全断裂需要手术治疗，而部分撕裂可以采取保守治疗。

超声检查可鉴别肌腱完全断裂与部分撕裂：肱三头肌肌腱远段连续性中断、断端可见积液、肌腱断端回缩伴周围积液，提示为急性全层厚度撕裂，而部分厚度的撕裂显示为肌腱纤维部分撕裂。

肱三头肌肌腱远端的撕裂常为在腱－骨交界处的撕脱骨折[1]。撕脱骨折时超声表现为肱三头肌肌腱内一强回声病灶，后方伴声影，该强回声病灶与尺骨鹰嘴不连续[1]。

肱三头肌肌腱病在肘部的肌腱病中最为少见。

肱三头肌肌腱病的症状与其他部位的肌腱病表现类似，主要特征为运动导致局部疼痛。肱三头肌肌腱病时，超声显示肌腱回声减低，少数情况下可见钙化（图8.2）。

尺骨鹰嘴滑囊为一皮下滑囊，其作用为使皮肤、皮下组织与尺骨鹰嘴之间活动时相互之间平滑移动而无阻力。

因为尺骨鹰嘴滑囊位置表浅，因此，该滑囊为损伤、炎症和感染的常见发病部位[2]。因此，尺骨鹰嘴滑囊炎为一常见病变，可由感染（图8.3，图8.4）、炎性关节病、创伤、滑膜增生性病变（图8.5）、晶体沉积性疾病（图8.6）所致，更为常见的是由反复的机械创伤所致。

尺骨鹰嘴滑囊炎可以分为急性、慢性、化脓性或非化脓性。

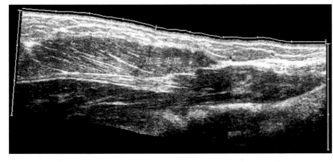

超声长轴切面（宽景成像）显示肌腱纤维完全断裂，肌肉回缩

图8.1　肱三头肌远段肌腱完全断裂

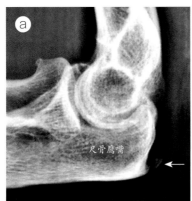
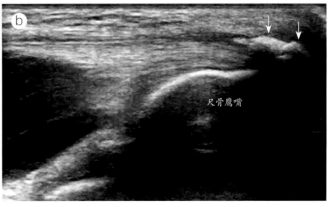

a. 肘关节外侧X线显示肌腱钙化灶（箭头）；b. 超声显示肌腱回声减低及钙化灶（箭头）

图8.2　肱三头肌远段肌腱末端病

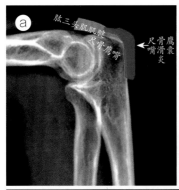
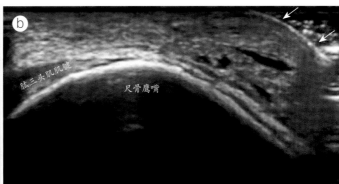
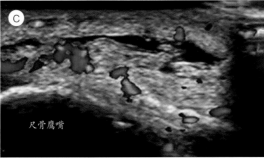

X线检查（图a）与超声检查（图b）显示肘后部尺骨鹰嘴滑囊内呈混杂、类似实性的回声（箭头）；c. 彩色多普勒超声显示滑囊壁可见增多的血流信号

图8.3　感染性尺骨鹰嘴滑囊炎

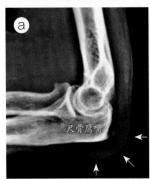

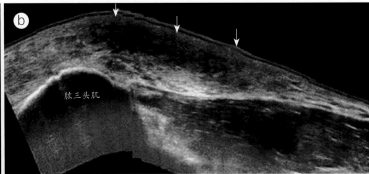

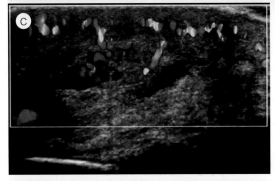

a.肘外侧X线检查显示滑囊炎（箭头）；b.肘后部全景超声显示滑囊内混杂的、类似实性的回声（箭头）；c.彩色多普勒超声显示滑囊壁可见增多的血流信号

图8.4　感染性尺骨鹰嘴滑囊炎

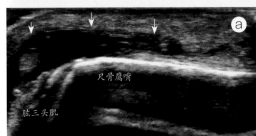

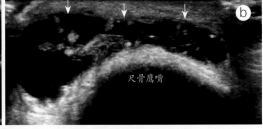

a.长轴切面；b.短轴切面。滑囊扩张，内可见积液（箭头），滑膜增生、增厚

图8.5　类风湿性关节炎患者的尺骨鹰嘴滑囊炎

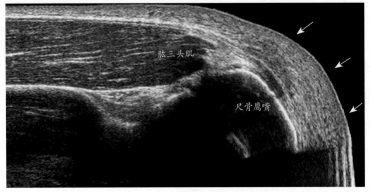

肘后部全景超声显示滑囊内混杂的、类似实性的回声（箭头）

图8.6　晶体沉积性滑囊炎

尺骨鹰嘴滑囊创伤性损伤最为常见，创伤后滑囊内会发生出血，并释放炎性介质，常为微小创伤后的反应性变化。

晶体所致的滑囊炎多见于痛风。

类风湿性关节炎似乎也易导致非化脓性尺骨鹰嘴滑囊炎的发生，但其真正的因果关系仍未明确。

化脓性滑囊炎一般被认为多见于从事体力劳动的青年到中年男性，患者常有明确的局部直接创伤性损伤。

其他与尺骨鹰嘴滑囊炎有直接相关的疾病包括糖尿病、酒精中毒、免疫抑制和慢性激素治疗。

正常滑囊超声检查无法显示，但当滑囊内有积液而扩张时，超声检查容易显示，滑囊内有时可见分隔，内部可显示不同的回声。滑囊内积液可为单纯性积液而呈无回声，也可为混杂积液而内呈不同强度的回声，后者常提示感染、出血或炎症。

肱三头肌肌腱的深方为一关节间隙，该间隙为肘后关节隐窝，亦被称为鹰嘴窝。

肘关节屈曲时，关节腔内的积液可积聚在肘后关节隐窝，仅当关节腔内积液量较大时，积液可位于肘关节前隐窝。因此，即使关节腔内仅有 1～3 mL 积液，超声也可于肘关节屈曲状态下的肘关节后隐窝内检查出该积液。

肘关节可能为第二常见的关节腔内游离体的好发部位，仅次于膝关节，且游离体一般多发生于肘关节的前隐窝内，但也可见于肘关节的后隐窝内。如游离体周围有积液，则更利于超声对游离体的显示（图 8.7）。

肘后脂肪垫在肘关节伸直动作时，有较大的移动度，而在肘关节屈曲时，则位于鹰嘴窝内，被其浅侧的肱三头肌肌腱紧紧地压在深方的骨质上。滑膜腔扩张时，可向上抬起肘后脂肪垫，形成"脂肪垫征"。

尺神经在肘部经过肘管 [3、4]，肘管为位于肘后内侧的肱骨内上髁后方的一个骨沟。

肘管的边界为肱骨内上髁的后面与尺骨鹰嘴。肘内侧副韧带的后束和肘管支持带（Osborne 韧带）分别构成肘管的底部和顶部。

肘管支持带在解剖学上存在较大的变异，该韧带可见于 77%～91% 的患者，有时该韧带较为松弛。亦有学者认为，如局部可见滑车上肘肌，该肌可取代 Osborne 韧带。

无症状的受试者肘管内有时可见尺神经失去正常表现，呈局限性、均质的低回声，因尺神经在此处可处于生理性受压与牵拉状态（图 8.8）。

尺神经是肘部最易发生损伤的神经，因其位置表浅，且周围无软组织保护。尺神经最常见的病变包括神经卡压病变（图 8.9～图 8.11）、神经脱位（图 8.12）及肱三头肌内侧头脱位伴尺神经脱位 [5]。

神经卡压病变可累及四肢的很多神经，其中包括尺神经在肘管内的慢性卡压病变。神经病变可单独出现或伴发神经脱位或肌肉脱位（图 8.13）。尺神经病变的症状包括第 4、第 5 指的感觉异常和尺神经支配肌肉的运动障碍。

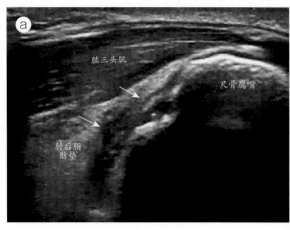

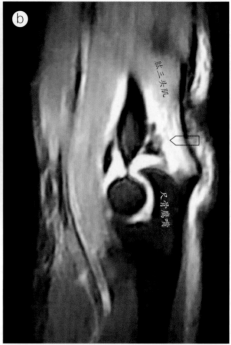

a.超声表现；b.MRI 表现。肘关节屈曲时，肘后关节隐窝内可见积液，肘后脂肪垫被积液向上推移，并可见关节腔内游离体（空心箭头）

图 8.7　肘关节腔积液

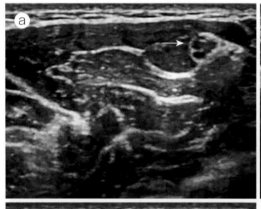

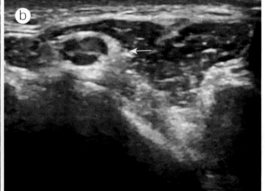

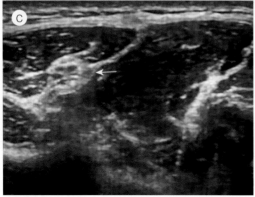

在无症状女性中，超声自近侧向远侧显示尺神经近段回声正常（箭头）（图 a），肘管水平回声减低（箭头）（图 b），而远段回声正常（箭头）（图 c）。尺神经内可见一纤维分隔

图 8.8　尺神经在肘管内呈低回声

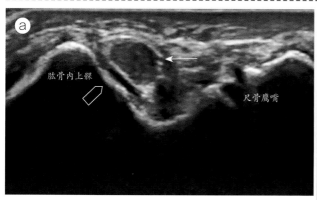
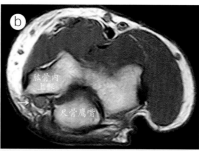

a.超声显示尺神经肿胀、回声减低,内部失去神经纤维束结构(箭头),并可见关节腔积液(空心箭头),与图8.1a为同一病例;
b、c.MR T₁WI横切面(图b)与DP脂肪抑制(图c)显示尺神经呈高信号(箭头),并可见关节腔积液(空心箭头)(图c)

图8.9　尺神经卡压性病变

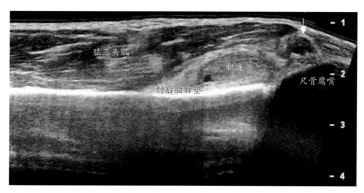

全景超声显示尺神经肿胀、回声减低,内部失去神经纤维束结构(箭头),并可见关节腔积液、肘后脂肪垫被积液向上推移

图8.10　类风湿性关节炎患者的尺神经卡压

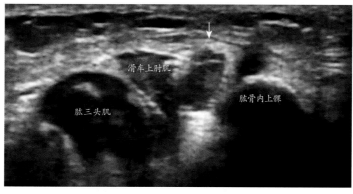

全景超声显示尺神经肿胀、回声减低,内部失去神经纤维束结构(箭头),并可见一滑车上肘肌

图8.11　尺神经卡压

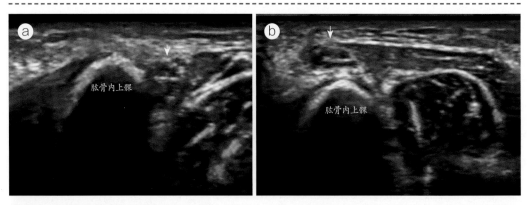

肘关节屈曲时肘管横切面超声显示尺神经（箭头）突然向前移位至肱骨内上髁前方（图 b）。神经回声未见异常

图 8.12 尺神经不稳

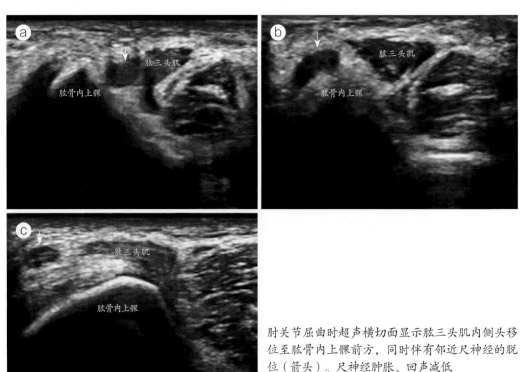

肘关节屈曲时超声横切面显示肱三头肌内侧头移位至肱骨内上髁前方，同时伴有邻近尺神经的脱位（箭头）。尺神经肿胀、回声减低

图 8.13 肱三头肌弹响

尺神经不稳包括肘关节屈曲时尺神经的半脱位与脱位。

尺神经病变有时需要采取手术治疗。主要有2种手术方法：尺神经在其原位的松解或尺神经转位。手术松解后尺神经可再次发生病变，通过超声检查可对该病变进行评估（图8.14）。

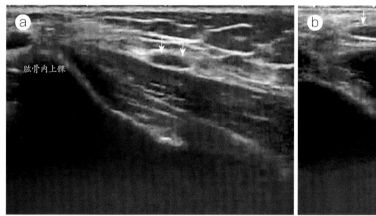
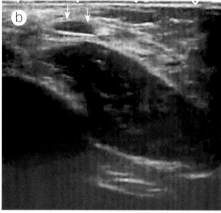

肱骨内上髁

a. 长轴切面；b. 短轴切面。尺神经肿胀、回声减低，在尺侧腕屈肌肱骨头与指浅屈肌的总腱膜水平受到卡压

图 8.14　尺神经前置术后复发性尺神经病变

肘管综合征为继腕管综合征之后第二常见的周围神经卡压综合征，其症状包括感觉与运动功能障碍（肘内侧疼痛，第4、第5指的感觉异常，手部内在肌的无力）[5]。

肘管综合征可为原发性（或特发性）和继发性（继发于其他病变）。原发性肘管综合征包括尺神经脱位（图8.12）、肱三头肌内侧头肥大/脱位（图8.13）及滑车上肘肌存在（图8.11）。继发性肘管综合征常继发于肘部的损伤，如肱骨远段骨折、骨性关节炎所致的骨赘、肘关节不稳、关节腔积液（图8.9）、类风湿性关节炎所致的滑膜增生（图8.10），或异位骨化。其他少见的原因为骨软骨瘤病、静脉或静脉丛病变及原发性软组织病变如脂肪瘤和腱鞘囊肿。

肘管综合征的主要超声表现为尺神经肿胀、回声减低，内部失去神经纤维状结构[5]。

超声检查与MRI检查主要用于评估神经卡压的原因及对神经病变进行定位。

肘管处尺神经不稳较为常见（可见于16%～47%的无症状健康者），其中3/4的病例为双侧尺神经不稳，患者常无明显症状。

尺神经脱位或半脱位时，由于先天性肘管支持带部分或完全缺失或支持带较为松弛，在肘关节屈曲时，尺神经越过肱骨内上髁的尖部，邻近肘内侧屈肌总腱的起点，而在肘关节伸直时，尺神经返回至肘管内（图8.12，图8.13）。

肘管支持带对于尺神经在肘管内的稳定性似乎起着非常重要的作用。该韧带起自肱骨内上髁，止于尺骨鹰嘴，位于肘内侧的浅侧位置，于肘后内侧尺神经浅侧覆盖肘管。如肘管支持带存在，尺神经可保持其稳定性；如肘管支持带缺失，则尺神经处于不稳状态。

由于尺神经反复脱位，尺神经在肱骨内上髁上受到微小创伤，患者有时会有轻度不适症状如麻痛和感觉异常，继而导致摩擦性神经炎而出现尺神经受损的症状与体征。当尺神经脱位时，患者有时会感觉肘内侧短暂的弹响。

超声检查这些病变时可采用不同的方法，然而，一般都包括以下的检查方法：首先检查尺神经以评估尺神经是否有病变，然后在主动伸屈肘关节时检查尺神经（图 8.12），此时应横切面扫查，探头的两端分别放在尺骨鹰嘴与肱骨内上髁上。

肘关节屈曲时，如肱三头肌内侧头向前脱位至肱骨内上髁前方，被称为肱三头肌弹响综合征，常引发邻近尺神经的脱位[6]（图 8.13）。

肱三头肌弹响综合征的发病诱因包括肱三头肌的副肌肉 – 肌腱束、健美运动员的肌肉增大、既往骨折而导致骨对位异常。

该病临床表现多种多样，表现为肘内侧疼痛、局部弹响、尺神经损伤症状。然而，肱三头肌弹响在多数病例可无明显症状。

检查这些病变时超声所用的方法与检查尺神经脱位一样，但在尺神经脱位时，尺神经与肱三头肌内侧头常为分开状态，而在肱三头肌弹响综合征时，尺神经与肱三头肌常作为一个单元而一起移动。

如发现肱三头肌内侧头脱位伴有尺神经脱位，提示临床医师需采取相应的手术治疗方案。

尺神经病变的治疗可以为保守治疗或手术治疗[7]。针对该病变有 2 种主要的手术方式：尺神经在原位减压术或将尺神经转位至屈侧的尺侧位置（可为皮下、肌内和肌下）。

对于尺神经卡压病变，常用的手术方式为尺神经前置术，该手术不仅能直接减压尺神经，还可消除屈肘时对尺神经的牵拉。然而，尺神经前置术可能会导致尺神经新的卡压。有时，由于复发或持续存在的神经病变，患者的症状会持续存在。最常见的新发卡压部位为臂内侧韧带或称为 Struthers 弓、内侧肌间隔、尺侧腕屈肌的肱骨头和尺骨头、尺侧腕屈肌肱骨头与指浅屈肌的总腱膜。总腱膜位于指浅屈肌与尺侧腕屈肌之间，为最常见的尺神经前置术后的卡压部位，可导致尺神经再次卡压而使手术失败。

神经被卡压后可导致神经的血流受阻，继而发生神经病变。超声检查可评估尺神经前置术后继发的神经病变（图 8.14）。尺神经卡压病变的超声表现与其他部位神经卡压病变类似，表现为神经肿胀、回声减低、内部失去神经纤维状结构，彩色多普勒超声或能量多普勒超声可见血流信号增多。对于转位的尺神经，建议通过超声检查来指导松解局部的卡压结构，以使神经的远段走行不受限制[8, 9]。

对患者的指导意义

无症状的受试者肘管内有时可见尺神经失去正常表现，呈局限性、均质的低回声，因尺神经在此处可处于生理性受压与牵拉状态。

要点

·肱三头肌与其肌腱的损伤较为少见。肱三头肌远段肌腱病在肘部肌腱病中最为少见。

·因为尺骨鹰嘴滑囊位置表浅，所以该滑囊为发生损伤、炎症和感染的常见部位。

·尺神经是肘部最易发生损伤的神经，因为其位置表浅，且周围无软组织保护。

·肘管内的尺神经不稳较为常见（可见于 16% ~ 47% 的无症状健康者），其中 3/4 的病例为双侧尺神经不稳，患者常无明显症状。

参考文献

[1] GITTO S，DRAGHI A G，DRAGHI F. Sonography of nonneoplastic disorders of the hand and wrist tendons. J Ultrasound Med. 2018，37：51–68.

[2] REILLY D，KAMINENI S. Olecranon bursitis. J Shoulder Elb Surg. 2016，25（1）：158–167.

[3] MICHELIN P，LELEUP G，OULD-SLIMANE M，et al. Ultrasound biomechanical anatomy of the soft structures in relation to the ulnar nerve in the cubital tunnel of the elbow. Surg Radiol Anat.2017，39（11）：1215–1221. https://doi.org/10.1007/ s00276–017–1879–y.

[4] GRANGER A，SARDI J P，IWANAGA J，et al. Osborne's ligament: a review of its history，anatomy，and surgical importance. Cureus. 2017，9（3）：e1080. https://doi. org/10.7759/cureus.1080.

[5] DRAGHI F，BORTOLOTTO C. Importance of the ultrasound in cubital tunnel syndrome. Surg Radiol Anat. 2016，38（2）：265–268.

[6] SHUTTLEWOOD K，BEAZLEY J，SMITH C D. Distal triceps injuries（including snapping triceps）: a systematic review of the literature. World J Orthop. 2017，8（6）：507–513.

[7] CALIANDRO P，LA TORRE G，PADUA R，et al. Treatment for ulnar neuropathy at the elbow. Cochrane Database Syst Rev. 2016，11：CD006839.

[8] YANG M，WANG J，YANG X，et al. Use of high-resolution ultrasonography in anterior subcutaneous transposition of the ulnar nerve for cubital tunnel syndrome. Acta Neurochir Suppl. 2017，124：277–281. https://doi.org/10.1007/978–3–319–39546–3–40.

[9] WON H S，LIU H F，KIM J H，et al. Intermuscular aponeuroses between the flexor muscles of the forearm and their relationships with the ulnar nerve. Surg Radiol Anat. 2016，38（10）：1183–1189.

索　引